U0304095

全科医生岗位培训教程

主　审　许岩丽

主　编　王荣英　剧亚崇

副主编　杜　娟　李术君　陈　红

　　　　阎渭清　王　静　宋艳玲

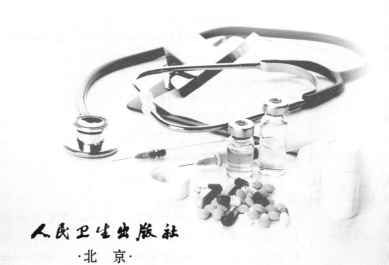

人民卫生出版社

·北　京·

版权所有，侵权必究！

图书在版编目（CIP）数据

全科医生岗位培训教程/王荣英，剧亚崇主编． —
北京：人民卫生出版社，2023.12
　　ISBN 978-7-117-34827-0

　　Ⅰ.①全…　Ⅱ.①王…②剧…　Ⅲ.①常见病-诊疗
-岗位培训-教材　Ⅳ.①R

中国国家版本馆 CIP 数据核字（2023）第 093848 号

人卫智网　**www.ipmph.com**	医学教育、学术、考试、健康，购书智慧智能综合服务平台
人卫官网　**www.pmph.com**	人卫官方资讯发布平台

全科医生岗位培训教程
Quanke Yisheng Gangwei Peixun Jiaocheng

主　　编：王荣英　剧亚崇
出版发行：人民卫生出版社（中继线 010-59780011）
地　　址：北京市朝阳区潘家园南里 19 号
邮　　编：100021
E - mail：pmph @ pmph.com
购书热线：010-59787592　010-59787584　010-65264830
印　　刷：天津科创新彩印刷有限公司
经　　销：新华书店
开　　本：710×1000　1/16　　印张：13
字　　数：255 千字
版　　次：2023 年 12 月第 1 版
印　　次：2024 年 1 月第 1 次印刷
标准书号：ISBN 978-7-117-34827-0
定　　价：59.00 元

打击盗版举报电话：010-59787491　E-mail：WQ @ pmph.com
质量问题联系电话：010-59787234　E-mail：zhiliang @ pmph.com
数字融合服务电话：4001118166　E-mail：zengzhi @ pmph.com

编 者

王　静　杭州医学院

王丹玉　杭州医学院

王荣英　河北医科大学第二医院

王晓伟　河北医科大学

王雅纯　海南医学院第一附属医院

田惠玉　河北医科大学第一医院

刘美玉　河北医科大学第二医院

孙　健　天津市东丽区军粮城医院

孙彦杰　河北医科大学第二医院

杜　娟　首都医科大学

李术君　河北省卫生健康委员会

李金翰　河北医科大学

李海滨　河北医科大学第三医院

杨　帆　四川省人民医院

宋艳玲　海南医学院第一附属医院

张　敏　河北医科大学第二医院

张雅丽　河北医科大学第二医院

陈　乐　河北医科大学第二医院

陈　红　四川省人民医院

陈　丽　河北医科大学第四医院

陈　莹　河北医科大学第一医院

国丽茹　河北医科大学第四医院

赵稳稳　河北医科大学第二医院

胡文清　河北医科大学第三医院

宫　玉　河北医科大学第二医院

贾晓辉　河北医科大学第一医院

钱晨光　北京市东城区和平里社区卫生服务中心

剧亚崇　河北医科大学

阎渭清　天津医学高等专科学校

前　言

　　健全基层医疗卫生服务体系是医药卫生体制改革的重点环节，对于全面推进健康中国建设、大力推进卫生健康事业高质量发展发挥着重要作用。全科医生服务于基层，是基本医疗的主要执行者，是就诊对象寻求卫生保健服务的首诊医生。全科医生应具备十分全面的业务能力，不仅能解决大部分常见问题，更能识别并处理急危重症，准确把握转诊时机，让患者在第一时间得到最佳的救治，保证患者的安全。

　　作为全科医生继续教育培训用书，本书从基层医疗需求出发，注重理论与实践的结合，旨在通过培训与学习提高全科医生岗位胜任能力及基层诊疗能力。本教材可作为全科医生转岗培训教材，也可作为全科医学住院医师规范化培训参考书籍，以及全科医生自学用书。

　　本书分为两篇，上篇内容包含全科医学及其相关理论、国家医疗卫生服务体系与基层医疗卫生服务、全科医疗中的医患关系与人际沟通、健康管理及慢性病管理、社区康复、卫生信息管理、预防医学，下篇内容包含常见症状的诊断与处理、常见慢性病的全科医学处理、临床基本技能。

　　本书编者均为从事全科医学理论研究、教学管理和临床医疗等工作的专家学者，在此表示衷心感谢！由于时间所限，书中的不足之处在所难免，敬请广大读者在使用过程中提出宝贵的意见和建议。

王荣英

2023 年 11 月

目 录

下篇 临床综合诊疗能力

上 篇
全科医学基本理论知识

第一章　全科医学及其相关理论

全科医学(general practice)是 20 世纪 60 年代后期在英美等经济发达国家逐步建立和发展起来的一个新型临床医学专科。全科医学因拥有自己独特的学术领域、临床思维、知识和技能体系以及"以人为中心"的照顾方式，而逐渐被人们所接受。全科医学以生物-心理-社会医学模式为理论基础，有利于维护和促进国民健康，在世界各国卫生保健中起到重要作用。

第一节　全科医学概述

全科医学是在西方通科医学基础上逐渐发展而来，在北美又称家庭医学(family medicine)，是临床医学门类中的一门专业学科。

一、全科医学的定义

全科医学的定义在不同国家和地区有着不同的界定。美国家庭医师学会(American Academy of Family Physicians, AAFP)和美国家庭医学委员会(American Board of Family Medicine, ABFM)将全科医学定义为：全科医学是为个人和家庭提供连续性和综合性卫生保健的医学专科。它是一个整合生物医学、临床医学及行为科学于一体的宽广专业，其范围涵盖了各种年龄、性别、各个器官系统及各类疾病。我国学者将全科医学的概念定义为：全科医学是一个面向个人、社区与家庭，整合临床医学、预防医学、康复医学以及人文社会科学相关内容于一体的综合性临床二级专业学科；其范围涵盖了各种年龄、性别、各个器官系统以及各类健康问题或疾病。全科医学的主旨是强调以人为中心、以家庭为单位、以整体健康的维护与促进为方向的长期负责式照顾，并将个体与群体健康照顾、预防与治疗有机地融为一体。全科医学并不是诸多专科的简单合并，而是在各种观念、方法和技术的基础上进行综合，来解决社区常见健康问题和满足群众医疗需求的一门学科。

二、全科医学的知识范畴与学科特点

（一）综合性的临床医学学科

全科医学作为一门综合性的临床医学学科，其服务内容非常宽泛，不仅涉及

内、外、妇、儿、眼、耳鼻喉、皮肤等临床各专科的服务内容,还涉及康复医学、预防医学及相关人文社会科学等学科领域的服务内容。与其他临床专科不断向纵深方向发展相比,全科医学的学科知识和技能范围更为宽广,其发展是根据服务对象的卫生保健需求,基于整体的医学观和系统性理论,以健康为中心,发展不同领域的服务专长,长期连续地向患者提供综合性的服务。

（二）定位于基层医疗的医学专科

理想的卫生服务体系包括基层医疗、二级医疗及三级医疗,基层医疗是卫生服务体系的底部,要能在社区层面解决人群的大多数健康问题,是一个国家卫生服务体系高效运行的基础。全科医学学科所对应的全科医疗,是一种以门诊为主体的基层医疗形式,是居民在为其健康问题寻求卫生服务时最先接触、最常使用的医疗保健服务,又称首诊服务(first contact service)。其处理的多为常见的未分化早期健康问题,所利用的是家庭和社区等卫生资源,以低廉的卫生经济学成本维护着多数人的健康,管理各种无法被专科医疗治愈的慢性病及其所导致的功能性问题。研究显示基层医疗能够以安全、简便、经济而有效的手段解决社区居民 80%~90% 的健康问题,并根据需要将患者及时转诊至二、三级医疗机构或其他机构。全科医疗能使人们在追求健康的同时,提高医疗保健资源利用的成本效益。

（三）秉承整体观和系统论的医学思维

经过几十年的发展与完善,全科医学形成了独特的医学观、方法论以及系统的学科理论,思考和解决人群与个体患者的健康问题,提供全人照顾,填补了生物医学模式下专科医学的不足。在临床上,全科医生收集病史和处理患者的健康问题时,不仅需要考虑患者所患生理疾病的客观需求,还需要非常关注患者的主观需求,如患者的患病感受、对疾病预后的担忧等。在诊疗服务中,全科医学是以生物-心理-社会医学模式为指导,将照顾对象作为整体,对其健康问题实施综合性的全面服务即全人照顾。

（四）注重艺术性和人性化的学科

全科医学的宗旨是在社区为人们解除病痛,提供持续性的健康保护与促进,包括疾病的早期预防和后期康复,直至生命终结。这决定了它与专科医疗服务的根本区别,即前者更关注的是一个整体的人而不仅是疾病。在提供照顾的过程中,全科医学既重视技术水平,又顾及服务对象的感受,并且十分注重将其与服务艺术有机地结合为一个整体。因此,全科医学是一门极具人性化和服务艺术的医学学科,是注重满足患者的需要胜于治疗疾病的学科。

三、全科医学与其他医学学科的关系

（一）全科医学与内科学

内科学是临床各学科的基础,与全科医学有很多交集,但有其特有的知识和技能体系。内科学以还原论、生物医学观作为其理论基础，把人作为生物机体进行解剖分析，致力于寻找每一种疾病特定的病因和病理生理变化，并研究相应的生物学治疗方法。同时，内科学也追求特异性，即在疾病研究的各个领域进行深入的纵向分析研究和部分的横向综合性研究，以寻求特定的解释和处理方式。而全科医学在整合内科学以及其他各临床专科相应的临床知识和技能的基础上，秉承整体医学观，为患者提供整体性的服务，在解决基本躯体生理问题的同时，注重患者的心理需求和社会背景问题。全科医学也重视家庭和社区这些要素的作用，了解服务对象的生活方式、家庭境况及社区环境状况成为其最鲜明的专业特征。

（二）全科医学与社区医学

社区医学是公共卫生和社会医学在 20 世纪中期深入发展的产物。它以社区为立足点，应用人类学、流行病学、社会医学、统计学等多学科的方法和技术进行社区卫生诊断，以了解社区主要健康问题及其特点、社区卫生保健以及社区资源状况等情况。根据健康问题的特点和社区资源的状况，确定解决这些问题的优先顺序，从而制订社区卫生计划，动员社区力量。通过社区卫生服务，达到在社区水平上防治疾病、促进社区健康的目的。

全科医学与社区医学有着极为密切的联系，二者在群体健康的着眼点和目标上是一致的，即立足于社区，为社区居民的健康服务；除此之外，全科医生在服务过程中也参与解决社区中不同人群的健康问题，并将其与针对个人的医疗实践相结合，是社区医学实施的重要力量。全科医学强调以个体健康为重心，在服务个体患者时还应考虑其家庭、社区因素对健康和疾病的作用；而社区医学则以人群的健康为重心，较少涉及家庭和个人。

（三）全科医学与预防医学

预防医学是以环境-人群-健康为模式，针对人群中疾病的发生、发展规律，运用流行病学、基础医学、临床医学和环境卫生学等学科的理论、知识和技能，研究自然和社会环境因素对健康的影响及其作用规律，并予以评价，进而采取有效的公共卫生措施，以达到预防疾病或伤害、促进心身健康、延长寿命的目的的科学。预防医学强调对抗疾病的预防措施，包括个人、家庭和社会方面，吸取了流行病学、社会医学、社区医学、卫生统计学的研究成果和方法。

随着疾病谱从以急性传染病为主向以慢性非传染病为主的方向转变，预防医学从针对人群的预防转向个体与群体预防相结合，从生物学预防扩大到生物、心理、行为和社会预防，从单独的预防服务转向预防、治疗、保健、康复一体化的综合性预防，临床医学与预防医学融合发展的趋势越来越明晰。

如前所述，全科医学自觉地将临床医学与预防医学整合，具体体现为全科医生在临床服务过程中，使用临床医学方法提供个体化预防服务，为社区居民提供全生命周期的全人照顾。

（四）全科医学与传统医学

传统医学是在维护健康以及预防、诊断、改善或治疗心身疾病方面使用的，种种以不同文化所特有的无论可解释与否的理论、信仰和经验为基础的知识、技能和实践的总和。在我国，现代医学与传统医学作为两大医学体系并存。中医学、蒙医学、藏医学等是我国传统医学的代表学科，其教育、科研和医疗实践取得了丰硕的成果，其临床医疗服务被人民群众广泛接受，在居民疾病治疗和康复乃至预防保健中起着积极的作用。

全科医学与中国传统医学有许多相似之处：二者具有相同的哲学基础，即唯物辩证的整体论；中医学的辨证施治和全科医学提供的个体化服务都是强调针对个体的具体情况，采用不同的处理方法；二者均强调医患关系的重要性，重视精神活动对健康和疾病的影响，开展以预防为主的服务。由于传统医学在我国有着广泛的群众基础，在发展全科医学时，要将传统医学的精华成分通过循证医学理念辩证性地引入，为社区居民提供全方位综合性的基层保健服务。

四、全科医学发展简史

全科医学的发展起源于西方的通科医疗，从通科医疗的兴盛期，到专科医学的崛起，直至全科医学学科专业的建立和发展，经历了漫长的过程。

（一）国外全科医学发展历史

1. 通科医疗阶段（18世纪至19世纪末）　在欧洲，以行医为终身职业的医生直至18世纪初才出现，在此之前，为公众提供疾病治疗服务者被称为治疗者。他们大多凭借自己的经验和手艺行医，而且行医只是副业，他们的正式职业可能是牧师、商人或手艺人。在18世纪初，欧洲仅少数人是经过大学正规训练的医生，他们为少数贵族或富人服务，主要从事类似内科的工作。随着18世纪兴起的由欧洲向北美大陆的"移民"热潮，一些内科医生也迁移到了美洲。由于移民中医生缺乏，无法满足移民的医疗卫生服务需求，在人手紧缺而需求迫切的美洲，为贵族或富人服务的内科医生不得不打破原有的界限，以各种可能的方式服务于求医的患者。因此，在18世纪的美洲诞生了通科医生，18世纪末与19世纪初的欧洲也有类似的进程。医学生毕业后若通过医疗、药物、外科及接生技术的考试，即可获得"通科医生"的开业资格。19世纪初，英国的 Lancet 杂志第一次把那些接受过一般医学训练而个体开业的行医者称为通科医生（general practitioner），以区别其他治疗者。直到19世纪末，通科医生一直占据了西方医学的主导地位。

2. 专科医学发展阶段（19世纪末至20世纪60年代末）　1910年，美国教育家 Abraham Flexner 对100多所医学院进行调查，发表了医学教育史上著名的《美国和加拿大的医学教育：致卡耐基基金会关于教育改革的报告》。该报告赞扬了约翰斯·霍普金斯大学医学院将临床医疗、教学和科研融为一体的教育改革成功经验,极力主张加强生物医学的教育和研究,提倡把研究、病房教学和会诊制度作为医学教育的基本保证,从而为培养合格的专科医生奠定了基础。具有相当规模的综合性医院遍布各大城市,医院内提供的专科化服务已经成为公众关心的热点,通科医生的人数锐减。在美国,20世纪30年代每600人有1名通科医生,到20世纪60年代每3000人才有1名通科医生。同时,专科化进程促使医学院校的课程进一步细分,使医学知识得到了前所未有的发展,但也使临床服务变得支离破碎,失去个性化,医疗费用急剧上升,而服务效果却并不理想。

3. 全科医学产生及其与专科医学共同发展阶段(20世纪60年代末至今) 从20世纪50年代后期开始,人口老龄化进程加快,慢性病、退行性疾病逐渐成为影响民众健康的主要问题,这对以医院为基础的、在生物医学模式基础上建立起来的专科医疗服务是极大的冲击和挑战,于是人们开始呼唤从事基层医疗的通科医生回归。为了保证和提高服务质量,一些国家开始对已经在基层执业的通科医生进行再培训,在医学院校开始建立全科医学系,并开展毕业后的全科医学住院医师培训项目。在西方发达国家,全科医学住院医师培训时间一般为3年左右,有明确的培训目标、课程设置、教学方法。培训完成后,学员通过全科医生专科学会的考试才能取得执业资格。

1969年美国家庭医学委员会(ABFM)成立,并于同年2月被美国医学专业委员会(American Board of Medical Specialties, ABMS)批准成为美国第二十个医学专科,成为全科医学/家庭医学学科确立的里程碑式的标志。1972年,世界家庭医生组织(WONCA)在澳大利亚墨尔本举行的第一届国际会议上正式成立,专科医学与全科医学进入协调发展时代。

为了区别于18世纪的通科医疗,在20世纪60年代复兴的全科医学重新定义了学科基础、学科内涵、培训要求和服务能力。在北美(美国、加拿大)将毕业后经过2~4年全科医学住院医师培训的全科医生改称"家庭医生(family physician)",全科医疗改称"家庭医疗(family practice)",全科医学改称"家庭医学(family medicine)"。除北美外,在以色列也将这样训练有素的医生称为家庭医生,在英国和英联邦国家仍沿用"general practitioner"一词,在中文译作全科医生,以示区别。我国香港特别行政区在1997年回归后将全科医学改称家庭医学,澳门特别行政区则保留了全科医学的称谓,内地则采用了全科医学的称谓。

(二) 全科医学在中国大陆/内地的引进和发展

1. 全科医学的引进　全科医学的概念在20世纪80年代后期被引入中国大陆/内地。在1986年和1988年,中华医学会分别派代表参加WONCA年会及亚太地区会议,并邀请当时的WONCA主席和李仲贤医生(1992—1995年间担任主席)访问北京。第一届国际全科医学学术会议于1989年11月在北京召开,同年,首都医科大学成立了中国大陆/内地首家全科医学培训中心,开始在大陆/内地传播全科医学,启动了全科医学培训工作。1993 年 11 月,中华医学会全科医学分会成立,标志着我国全科医学学科的诞生。1994 年,上海医科大学附属中山医院(现称复旦大学附属中山医院)成立全科医学科。1995 年 8 月 10 日中华医学会全科医学分会正式成为 WONCA 成员。

2. 全科医学的发展 1997 年 1 月,中共中央、国务院印发《关于卫生改革与发展的决定》,明确提出要"加快发展全科医学,培养全科医生",这一政策的出台,为我国全科医学的快速发展创造了前所未有的机遇。1999 年 12 月,卫生部召开了"全国全科医学教育工作会议"。2000 年,卫生部印发《关于发展全科医学教育的意见》,提出了我国全科医学教育的发展目标,全科医生的培养开始进入规范化发展阶段。2006 年 2 月,国务院印发《关于发展城市社区卫生服务的指导意见》,意见中明确指出教育部门负责全科医学和社区护理学科教育。同年 6 月,人事部、卫生部、教育部、财政部和国家中医药管理局联合颁布了《关于加强城市社区卫生人才队伍建设的指导意见》,要求有条件的医学院校开设全科医学课程,有条件的医学院校要成立全科医学/家庭医学系,将该类学科纳入学校重点建设学科整体规划之中等。2011 年 7 月,国务院印发《关于建立全科医生制度的指导意见》,从国家层面对我国全科医学人才队伍建设做了顶层设计和规划,对全科医学学科建设尤其是全科医生队伍建设起到了极大的推进作用。至此,适宜全科医学学科发展的政策环境已经形成。2018 年 1 月,国务院办公厅印发的《关于改革完善全科医生培养与使用激励机制的意见》中进一步指出,到 2020 年,适应全科医学人才发展的激励机制基本健全,全科医生职业吸引力显著提高,到 2030 年,城乡每万名居民拥有 5 名合格的全科医生,全科医生队伍基本满足健康中国建设需求。

政府颁布的一系列配套文件极大地改善了全科医学发展的政策环境,为全科医学学科建设和全科医生队伍发展从政策上铺平了道路。至此,我国全科医学学科进入全面持续建设时期,包括医学本科生全科医学教育、全科医学研究生教育、全科医学住院医师规范化培训、助理全科医生培训、全科医生岗位培训及转岗培训、全科医生继续医学教育等项目在各省广泛开展。截至 2021 年,我国培训合格的全科医生约为 43.49 万人,每万人口拥有全科医生 3.08 人,全科医疗服务正朝着更加规范和高质量的方向发展。

五、我国全科医学教育发展现状

随着全科医学学科的不断发展,我国目前已经建立起较为完善的全科医学教育体系。

(一)医学本科生的全科医学教育

在医学生本科阶段开展全科医学教育是世界各国医学教育的通行做法。开展全科医学院校教育能够更好地增进医学生对全科医学的理解,增加他们今后选择全科医学作为就业方向或者参加全科医学住院医师规范化培训的可能性,这对于稳定全科医生数量、保证全科医生质量具有重要意义。我国医学本科生的全科医学教育经历了从无到有、从单纯理论课教学到理论教学与社区实践相结合的发展过程。2009 年,我国开设临床医学专业的高等医学院校共有 128 所,其中 59 所(占 46.1%)开设了全科医学课程。2019 年 12 月,教育部医学人文素养与全科医学教学指导委员会对全国全科医学教育教学进行调查,结果显示,截至 2019 年底,我国开设临床医学专业的高等医学院校有 192 所,调查的 175 所院校里有 143 所(占 81.7%)在本科生中开设了全科医学课程,有 65 所院校(占 37.1%)在本科生临床实习中安排了社区实习。

（二）　全科医学住院医师规范化培训

全科医学住院医师规范化培训是全科医学教育的核心,是培养合格全科医生的主要途径。2000 年,卫生部印发了《关于发展全科医学教育的意见》,同年我国开始在北京、上海、浙江等地进行了全科医生规范化培训试点。2011 年 7 月,国务院印发的《关于建立全科医生制度的指导意见》中明确了全科医生培养为"5+3"模式,即前 5 年是临床医学(含中医学)本科教育,后 3 年是全科医生规范化培训,在过渡期内,3 年的全科医生规范化培训途径可以采取"毕业后规范化培训"和"临床医学研究生教育"两种方式。2012 年,卫生部和教育部共同颁布实施《全科医生规范化培养标准(试行)》(2014 年改称全科专业住院医师规范化培训)。2019 年 11 月,中国医师协会发布《全科专业住院医师规范化培训内容与标准(2019 年修订版)》,相关培训标准的颁布与实施推动了我国全科住院医师规范化培训的发展。截至 2020 年底,我国有 689 家全科医学住院医师规范化培训临床基地,1 300 余家基层实践基地。

（三）　全科医学研究生教育

目前,一些医学院校已经相继建立了全科医学院、系、教研室等。复旦大学上海医学院于 2004 年正式建立全科医学硕士点,首都医科大学于 2005 年在国家批准的临床医学一级博士学位授权学科范围内自主设置了全科医学硕士和博士学位授权学科,开始招收全科医学博士(学术型)、硕士研究生。从 2012 年起,新招收的临床医学专业学位研究生(全科方向)按照全科医生规范化培训的要求进行培养,即全科专业硕士研究生与全科医生规范化培训并轨。2020 年 9 月,国务院办公厅印发的《关于加快医学教育创新发展的指导意见》指出,要加大全科医学人才培养力度,从 2021 年起开展临床医学(全科医学)博士专业学位研究生的招生培养工作。目前,多所院校已经开始全科医学专业博士学位研究生的培养。

（四）　全科医生岗位培训及转岗培训

2000 年,卫生部印发了《关于发展全科医学教育的意见》,制定了《全科医师岗位培训大纲》，同年，全国范围内开始进行全科医生岗位培训，计划在 2010 年将社区医生全部轮训一遍。2010 年，国家发展改革委、卫生部、中央编办、教育部、财政部、人力资源社会保障部联合印发的《以全科医生为重点的基层医疗卫生队伍建设规划》提出，对在职人员进行规范化培训与转岗培训，以解决全科医学人才迫切需求和规范化培训周期较长之间的矛盾。2010 年，卫生部办公厅印发了《基层医疗卫生机构全科医生转岗培训大纲（试行）》。2018 年 1 月，国务院办公厅印发的《关于改革完善全科医生培养与使用激励机制的意见》中明确提出，要扩大全科医生转岗培训实施范围，鼓励二级及以上医院有关专科医师参加全科医生转岗培训，对培训合格者，在原注册执业范围基础上增加全科医学专业执业范围，允许其在培训基地和基层医疗卫生机构提供全科医疗服务。2019年，国家卫生健康委组织制定了《全科医生转岗培训大纲（2019 年修订版）》。截至 2021 年底，我国培训合格的全科医生已达 43.5 万人，其中近 50% 为通过转岗培训者，全科医生转岗培训是加快壮大全科医生队伍的重大举措。

（五）助理全科医生培训

2011 年 7 月，国务院印发的《关于建立全科医生制度的指导意见》提出，对到经济欠发达的农村地区工作的 3 年制医学专科毕业生，可在国家认定的培养基地参加 2 年临床技能和公共卫生培训，培训合格并取得执业助理医师资格后，注册为助理全科医生，即"3+2"模式。2012 年，北京、上海、浙江等地启动了助理全科医生培训。2016 年，国家启动了以经济欠发达的农村地区乡镇卫生院为重点的"3+2"助理全科医生培训项目，目前助理全科医生成为农村地区全科医生的主要来源。

（六）全科医生继续医学教育

全科医生继续医学教育可使全科医生在执业期间不断接受新理论、新知识、新技术和新方法，以保持其专业水平的先进性和服务的高水平。目前，全科医学已经具备不同级别的继续教育项目，但是在全科医学继续教育项目中，全科医学内容特点不突出、不系统，开展形式单一，导致出现参与者的学习积极性不高、培训效果欠佳等问题。因此，需要建立以需求为导向的继续医学教育开展方式，进一步打造优秀的全科医学师资队伍，提高继续医学教育的效果和质量。

（杜　娟）

第二节　全科医生的服务模式和工作方法

全科医生(general practitioner, GP)身兼数种角色，是临床医生，同时也是健康监护人、咨询者、教育者、卫生服务协调者、医疗保健与保险体系"守门人"、社区健康的组织者与监测者等。全科医生应该具备特殊的专业能力与素质，经过严格的专业训练后,能为就诊对象提供可及性基本医疗保健服务,能熟练地处理常见病和多发病,在一定程度上解决人民群众看病难、看病贵的问题,满足日益增长的卫生服务需求,达到促进人群健康的目的。

一、全科医生的概念

不同国家与组织对全科医生的定义不尽相同。WONCA 将全科医生定义为:全科医生基本职责是为每一个寻求医疗保健的人提供综合性医疗保健服务,必要时也可安排其他卫生专业人员为其提供有关服务。在美国,全科医生又称家庭医师(family physician)或家庭医生(family doctor)。美国家庭医师学会(American Academy of Family Physicians,AAFP)对家庭医生的定义为:家庭医生是经过范围宽广的家庭医学专业教育训练的医生;家庭医生具有独特的知识、技能与态度,能够为任何年龄、性别的家庭成员提供连续性、综合性医疗照顾,健康维护与预防服务,不论其健康问题的类型是生物医学的、行为的还是社会的;这些家庭医生由于其背景与家庭的关系,对于服务各患者最具资格,并且作为所有健康相关事务的组织者,可以适当利用顾问医生、卫生服务和社区资源。英国皇家全科医生学会(Royal College of General Practitioners,RCGP)对全科医生的定义为:在患者家里、诊所或是医院里,向个人及家庭提供人性化、基础性、连续性医疗服务的医生;他承担着对患者所陈述的问题作出初步决定的责任,并且在适当的时候请专科医生会诊;为了达到共同目的,他通常以团队形式与其他全科医生一起工作,并且得到医疗辅助人员、行政人员与必要设备的支持。他的诊断由生物、心理、社会几个层面组成,并且为了促进患者健康而对患者进行教育性、预防性与治疗性的干预。

在中国,全科医生是全科医疗的主要执行者,是遵照全科医学的基本原则为社区居民及其家庭,乃至整个社区,提供经济、有效、方便、优质、一体化的基层医疗保健服务,进行生命全周期、全方位负责式管理的医生。全科医生的服务对象涵盖不同年龄、性别与疾患类型,服务层次涉及生理、心理与社会各个层面,服务内容包括健康促进、预防、医疗与康复,其应能在所有与健康相关的事务上,为每位服务对象当好健康代理人。

二、全科医生的能力与角色

(一) 全科医生应具备的能力

1. 处理常见健康问题与疾病问题的能力　全科医生服务于基层,是基本医疗的主要执行者,是就诊对象寻求卫生保健服务的首诊医生。全科医生应具备十分全面的业务能力,不仅要能解决 80%~90% 的常见问题,更要能识别并处理急危重症,准确把握转诊时机,让患者在第一时间得到最佳的救治,保证患者的安全。

2. 处理个人问题的能力　全科医生提供以人为中心的照顾,需要具备评价个人心理、行为问题的能力,能评价与处理各种行为问题,包括个人生活事件,性格问题,饮食与营养问题,吸烟、嗜酒、药物成瘾问题,性问题,妇幼、老年人问题。

目前,心理健康问题已经成为影响人群健康的一个重要因素,这就要求全科医生除关注就诊对象的躯体问题外,还需要熟悉心身疾病的发病机制,具备一定程度的咨询、诊断、治疗心理问题的能力。

3. 处理家庭问题的能力 全科医疗服务的理念是将医疗引入家庭,为家庭提供完整的照顾,这就要求全科医生能够熟练评价家庭内外结构、家庭功能、家庭所处的生活周期及家庭资源情况;能够鉴别出问题家庭及患病成员,准确评价家庭功能障碍的基本原因,了解患病成员与家庭其他成员的关系,利用家庭资源来帮助解决家庭存在的问题;能够为个人及其家庭提供咨询服务等。

4. 处理社区工作的能力 全科医生提供以社区为范围的服务,需要具备较强的社会工作能力,能组织、协调与利用社区内外医疗与非医疗资源,进行必要的社区调查,运用流行病学、社会学与人类学的研究方法进行社区卫生诊断,制订与实施社区卫生干预计划;能对传染病、流行病、职业病、地方病与慢性病进行监测与控制;能胜任初级卫生保健工作,为社区不同人群提供预防保健服务。

5. 处理社会与伦理学问题的能力 伦理贯穿于全科医疗服务的全过程。全科医生要能够妥善处理医疗过程中可能出现的社会与伦理学问题,如尊重患者的隐私权,为患者保密,科学地理解死亡的定义,熟悉临床药物试验的有关规定等;熟悉有关的法律法规,在维护患者及其家庭最大利益的前提下,尽可能地避免医疗纠纷的发生。

6. 自我完善与事业发展的能力 全科医生需具备较强的医疗管理能力,能够把握卫生事业改革与发展的规律和方向,熟悉有关的卫生政策、法律法规;能够利用多种渠道学习新知识、新技能,不断进行自我提升;掌握查阅文献资料的方法,能在专家的指导下开展科研与教学工作,善于应对各种困难与挑战。

(二) 全科医生的角色

1. 对个人及其家庭

(1) 临床医生:负责常见健康问题或疾病的诊治,提供全人全程的管理,包括疾病的早发现、早诊断、早治疗,并发症的预防,疾病的康复与临终关怀。

(2) 教育者:利用各种机会与形式对包括健康人、疾病高危人群及患者在内的服务人群进行健康教育,须保证健康教育的科学性、全面性和针对性,并对健康教育效果进行评价。

(3) 咨询者:为服务对象提供健康问题与疾病问题的咨询服务,耐心地倾听,通过有技巧的语言与非语言沟通和患者建立信任关系,对各种与医学有关的问题进行详细解释或提供相关学习资料,指导其进行科学的自我保健。

(4) 健康监护人(代理人):促进健康生活方式的形成,全面维护服务对象的健康;定期进行健康检查,早期发现危险因素,并予以干预;作为患者及其家庭的医疗代理人对外交往,维护患者的利益。

（5）卫生服务协调者:当患者需要时,负责协调家庭内外资源,包括动用各级各类的医疗保健资源,落实分级诊疗制度,与上级医院的专科医生形成双向转诊关系。

2. 对医疗保健与保险体系

（1）守门人:基础医疗保健是整个医疗保健体系的门户与基础部分,全科医生是其"守门人"。全科医生在第一次与患者接触时,就承担起让患者方便而有效地进入医疗系统的责任,需要将大多数患者的健康问题在社区层面上解决,少数转诊至上级医院;在保险系统进行登记注册,取得"守门人"资格,并严格依据各项有关规章制度,秉承公正与成本-效益原则,从事医疗保健活动,与医疗保险系统共同执行基本医疗保险。

（2）团队管理与教育者:全科医生是社区卫生保健体系中的一员,全科医疗团队以全科医生为核心。作为团队的核心人物,全科医生负责管理日常医疗保健工作中的人、财、物;协调团队中医护关系、医技关系和医患关系,以及团队与社区、社会各方面的关系;负责团队成员业务发展以及继续教育活动,保证服务质量与学术水平。

3. 对社会

（1）社区与家庭成员:作为社区与家庭中的一员,参与社区与家庭的各项活动,与其建立"情同手足"的关系,推动社区与家庭健康环境的建立与维护。

（2）社区健康组织与监测者:动员与组织社区各方面的有利因素,利用各种机会进行全面的健康管理、健康促进与疾病预防工作;协调、建立和管理社区健康信息网络,运用各种形式的健康档案资料协助做好疾病监测与卫生统计工作。

三、全科医生与其他专科医生的区别与联系

全科医生的知识面与技术水平是宽而广的,其他专科医生的知识面与技术水平是深而尖的。全科医生与其他专科医生各司其职、相互合作,通过"无缝式"服务,提供优质高效的医疗卫生服务(表1-2-1)。

全科医生与其他专科医生在概念与服务范围上是不同的,但在慢性病控制上保持着分工合作。慢性病是终身性疾病,全科医生与专科医生利用分级诊疗制度完成基层首诊、双向转诊、急慢分治与上下联动,为患者提供全程管理。急性期需住院治疗,恢复期需得到连续性、协调性、综合性、整体性的服务。全科医生以社区为范围进行照顾,可利用其优势进行慢性病健康教育,使社区居民了解慢性病,提高自我保健意识与能力,控制危险因素,养成良好生活方式。因此,只有全科医生与专科医生建立有效的合作关系,在慢性病管理的"接力赛"中传好"接力棒",才能使慢性病得到有效控制。

表 1-2-1　全科医生与其他专科医生的区别

项目	全科医生	其他专科医生
主要工作场所	社区	医院
接受的训练	以人为中心的全科医学专业训练	以疾病为中心的专科训练
服务模式	以生物-心理-社会模式为基础 以人为中心	以生物医学模式为基础 以疾病为中心
服务内容	"医防保康教计"一体化	医疗为主
服务对象	健康人群、就诊患者、未就诊的患者	就诊患者
照顾重点	疾病康复,患者康复后的适应和生命质量	疾病康复
健康问题的特点	以处理早期未分化疾病为主	以处理高度分化疾病为主
诊疗手段	物理学检查为主	依赖高级仪器设备
诊疗目标	满足患者需求、维护患者最佳利益	诊断和治疗疾病
服务单位	个人、家庭、社区	个人
服务连续性	连续性服务	片段性服务
服务主动性	主动服务	被动服务
医患关系	亲密、连续	间断

四、全科医生的服务内容和模式

(一) 全科医生的服务内容

全科医疗是以医疗为核心,集医疗、预防、保健、康复、健康教育、计划生育服务等为一体的全方位的卫生服务,全科医生是主要执行者,其主要服务内容如下:

1. 基本医疗服务　社区常见病、多发病的诊疗及适宜的会诊与转诊;急危重症的识别与处理;引进新药及技术等。

2. 疾病预防服务　社区传染病防控工作,配合有关部门处理突发公共卫生事件。

3. 妇幼保健服务　儿童计划免疫预防接种、生长发育监测与保健、常见病普查与治疗;婚检服务、孕产妇保健、产后访视、妇女疾病普查普治、更年期保健等。

4. 慢性病康复服务　利用基本公共卫生系统进行慢性病管理;开展伤残与疾病医疗的社区康复。

5. 健康教育服务　提供相关的健康知识、技术和服务,鼓励人们积极参与和学习卫生保健相关的知识与健康指导,促使人们自觉采纳有益于健康的生活方式和行为,达到预防和控制疾病、维持或达到健康状态的目的。具体内容如社区健康人群与高危人群的健康保健咨询,定期举办常见病、多发病等的防治知识讲座,疾病的预防与筛查等。

6. 计划生育服务 对育龄妇女提供优生优育咨询、计划生育指导、避孕药具发放与计划生育手术后随访等。

7. 精神心理健康服务 提供心理卫生咨询服务与基本精神卫生服务,提供心理咨询、社区康复服务,协助有关部门进行社区精神病防治工作。

8. 老年人服务 建立并使用个人、家庭健康档案;提供家庭病床及其他家庭服务;提供临终关怀服务。

9. 中医药特色服务 运用中医药理论和技术处理社区慢性病、常见病、多发病等。

10. 社区卫生诊断 定期有目的地开展社区卫生调查,进行社区卫生诊断,确定社区健康问题,向卫生行政管理部门提出建议与规划。

11. 其他的特需服务 根据社区居民需求,提供相应的服务,如代采血、代买药品等。

(二) 全科医生的服务模式

随着社会进步与医学发展,医生的服务模式发生了重大改变,即由以生物医学模式为基础的以疾病为中心的服务模式转变为以生物-心理-社会医学模式为基础的以人为中心的服务模式。

1. 以疾病为中心的服务模式 在生物医学模式的影响与指导下,医生以疾病为中心,把患者看作是一架需要修理的机器,疾病是这架机器上损坏的零部件,医生是负责修理受损零部件的工程师。这种以疾病为中心的服务模式只注重疾病,而忽视了整体健康,在服务中以处理生理问题为主,忽略了心理与社会方面问题对健康的影响,更重要的是忽略了对健康与亚健康人群的服务。因此,以疾病为中心的服务模式满足不了现代社会人群对健康的需求,必定被"以人为中心的服务模式"所替代。

2. 以人为中心的服务模式 在生物-心理-社会医学模式的影响与指导下,以人为中心的服务模式是重视人胜于重视疾病的一种健康服务模式,它从生理、心理、社会三个方面去认识与处理人的健康问题。它把人看作是既有生理属性又有社会属性的"完整的"人,把患者看作是有情感、有个性的人,而不仅仅是疾病的载体。它的服务目的不仅是寻找有疾病的器官,更重要的是要维护患者生理、心理、社会三个方面的整体健康,并满足其三个方面的需求。这就要求全科医生必须进入患者的世界中,了解其宏观世界(由人的特定背景与各种关系构成)与微观世界(由矿物质、蛋白质、脂肪、碳水化合物等分子所组成的细胞、组织、器官与系统等构成),从整体性出发,全面考虑服务对象生物、心理、社会三个方面的需求并加以解决;重视服务对象,将其视为重要合作伙伴,以人格化、情感化的服务调动其主动性,使其积极参与到自身的健康维护与疾病控制过程中,从而达到良好的服务效果。

全科医生最基本的任务是识别患者所患疾病,针对病因予以治疗。因此,疾病诊治在全科医生的服务活动中仍占有重要的位置。但与专科医生相比,全科医生服务对象不仅包括不同年龄、性别、患不同系统与器官疾病者,还包括大量存在心理与社会问题的人,他们不是一般意义上的患者,他们只是需要获取健康照顾。所以全科医生应秉承以问题为导向、以人为中心的处理原则,以人的健康而不是他们所患疾病为中心,克服传统的生物医学模式思维方式,采取生物-心理-社会医学模式处理服务对象的健康问题,强调治疗与照顾并重,充分认识、理解与掌握服务对象的生理特点、心理状态以及社会功能等,对有健康问题的人群提供生理、心理与社会多维度的全面照顾,即全人照顾。

五、全科医生的工作场所和工作方法

(一) 全科医生的工作场所

专科医生的工作场所是医院的门诊与病房。全科医生因其提供以社区为范围的健康照顾,所以工作场所主要在社区,但因其服务内容的不同,工作地点并不固定。全科医生对急危重症的识别与处理是在社区卫生服务中心的诊室中完成的;建立家庭健康档案或进行家庭访视、代采血时可在居民家中完成;配合其他专科医生工作或对转诊患者进行连续性照顾时,可以跟踪至上级医院;进行健康知识讲座时,工作地点可以在社区卫生服务中心或居民小区;为居住在本社区养老院的老年人提供服务时,因其需求也可以提供上门服务;对青少年进行保健和心理咨询,可以在学校完成。

(二) 全科医生的工作方法

全科医生是居民健康的"守门人",为社区每位成员及其家庭提供可及性、综合性、连续性照顾,健康维护与预防服务,其工作方法主要体现在以预防为导向,以团队合作为基础。

1. 以预防为导向

(1) 把与个人及其家庭的每一次接触都作为提供预防服务的机会。

(2) 把预防保健服务作为日常医疗活动的重要组成部分。

(3) 采用以预防为先导的病史记录与健康档案。

(4) 个人预防与群体预防相结合。

(5) 提供综合性、连续性、协调性与个体化的预防服务。

(6) 把医疗服务目标直接指向提高居民健康水平。

2. 以团队合作为基础　在全科医疗发展早期,全科医生以个人开业的方式为居民服务,随着社会的进步,人民群众的健康需求发生重大变化,医生个人的力量难以胜任,从而走上了团队合作的道路。

全科医疗团队以全科医生为核心,辅以社区护士、公共卫生医生、康复师、营养师、药师、健康管理师、心理医生、口腔医生、中医师、其他专科医生(儿科、外科等)、社会工作者、护工等,与全科医生一起为居民提供立体网格式疾病管理与健康维护,改善个体与群体健康状况与生命质量。此外,基层医疗和各级各类医疗保健网之间存在着继续医学教育与双向转诊的团队合作关系。因此,全科医生应将自己作为卫生保健体系与社区卫生工作网络中的一个重要组成部分,运用人际交往技巧,与他人协调配合,逐渐形成一支卓有成效的综合性工作团队,挖掘、组织与利用社区内外医疗与非医疗资源,参与全面的社区卫生服务。

(宋艳玲)

第三节　全科医学的诊疗思维模式

临床思维(clinical thinking)是指运用医学科学、自然科学、人文社会科学和行为科学的知识,对临床资料进行综合分析、逻辑推理,形成诊断、治疗、康复和预防的个性化方案,并予以执行和修正的思维过程和思维活动。相对于其他专科以生物医学模式为基础、以临床诊治疾病为导向的临床思维模式,全科医学的诊疗思维模式蕴涵了独特的学科理念,贯穿于全科诊疗的全过程。

一、全科医学临床思维的基本特征

全科医学临床思维的基本特征体现在以下几个方面:以生物-心理-社会医学模式为指导,以患者为中心,从问题或某个症状、体征入手,遵循辩证思维、逻辑思维的认识规律,运用批判性思维进行临床推理与判断,系统、整体地认识问题之间的相互关系。

(一) 以人为中心的整体性临床思维

医学是自然科学和人文社会科学交融的学科。在疾病痊愈、康复或健康促进的过程中,患者始终是主体,医生只是一个有效的帮助者;而在服务于患者和满足患者需要的过程中,医生始终是主体,患者只是一个被动的、潜在的要求者。以人为中心的整体性临床思维,要求我们理解疾病对患者的意义、患病体验和疾患行为,这是理解患者及其问题的重要基础。

1. 充分了解患者,关注患者的就医背景　1977 年 George L. Engel 提出生物-心理-社会医学模式。这一模式认为人的生命是一个开放系统,通过与周围环境的相互作用以及系统内部的调控能力决定健康状况;它是一种多因多果、立体网络式的系统论思维方式,强调以患者为中心,注重患者的经历、体验、感受,关注疾病对患者造成的影响。正如希波克拉底所提出的,接待患者时,了解这个患者是怎样的人,比了解这个患者得了什么样的病更重要。全科医生在向患者提供以人为中心的健康照顾时,需要进入患者的世界,了解患者的个性。这就要求全科医生在接诊患者时,需要掌握以下问诊技巧:

(1) 对于问题发生的自然过程,医生可以这样问:最近有什么与之前不一样? 一直困扰着您的是什么事情? 生病对您的生活有哪些影响?

(2) 对于问题所涉及的范围,医生可以这样问:您认为问题与哪些因素有关? 您认为一直影响您健康的因素有哪些? 哪些因素能改善您的健康?

(3) 对于患者的疾病因果观和健康信念模式,医生可以这样问:您认为自己是什么问题? 您感觉自己的问题严重吗? 问题多严重时才认为自己病了? 什么情况下才去求医? 您有什么担忧吗?

(4) 对于患者对医生的期望和需要,医生可以这样问:您希望医生怎样帮助您? 您最希望解决什么问题?

2. 开放式引导并进行适当的反馈 患者是一个心身统一的整体,患者的精神和躯体在生命活动中相互依赖、相互影响,是不可分割的。以人为中心的思维方式是以人的整体健康为最终目标,患者的需求和期望与生理疾病同等重要。要了解患者,就需要给患者一个充分诉说的机会。在医患沟通的过程中,全科医生要掌握开放式引导的技巧,引出患者的想法、担忧和期望;做耐心的聆听者,不要随意打断患者的话题或阻止患者滔滔不绝地诉说。患者对医生产生不满的原因往往是不让患者诉说,聆听患者诉说是医生对患者的最初接受和关心,而诉说对患者来说是一种宣泄情绪的行为,具有放松和治疗的作用,对焦虑患者和老年患者来说更是如此。全科医生和患者的交谈最好在一个无人打扰的单独房间内进行。在患者诉说时,用亲切、共情的目光适当地注视患者,要有关心、同情和共鸣的表情,不要面无表情、默不做声、眼睛斜视着其他地方或不时地接电话。要有适当的反馈,比如"嗯""哦""说详细点"等,以表示明白、理解、同情,建立良好的医患关系。

3. 接受患者的症状和体验 患者的症状和体验是真实的,痛苦也是真实的,但患者的主观感受并不一定与所患疾病有特异性的联系。如果医生否认患者的症状和体验的真实性,会使患者产生不被接纳、被否定、不受尊重、不被信任的感觉,可能会增加患者的紧张感,甚至引发焦虑,增加患者的痛苦。以人为中心的照顾强调整体观,不单纯追求生物学意义上的诊断和治疗,而是从生理、心理和社会层面给予患者全方位的关怀和照顾,包括以下四个方面。

(1) 生理方面:主要包括治疗疾病和维护健康。全科诊疗不是单一的模式化询问,也不仅是根据实验室或者辅助检查结果下结论,而是从患者进诊室开始,就将诊疗过程中所观察到的一切都作为诊断的依据,从而为后续的疾病治疗和健康维护奠定良好的诊断基础。

（2）心理方面：强调临床思维的整体性。全科医生在诊疗不仅要治疗疾病本身，还要了解患者的患病体验、疾病对患者的意义以及病患行为等，让患者参与诊疗方案的决策并且尊重他们的选择，从而建立良好的医患关系，提高患者的依从性。

（3）社会方面：从仅治疗患者到尽可能多地了解和照顾他们的家人，从而给患者提供更为全面的康复建议和健康教育。

（4）心灵方面：通过病史采集，了解患者的就医态度和信念，根据患者的情况调整诊疗方案，照顾患者在心灵上的需求。

（二）以证据为基础的临床思维

以证据为基础的临床思维是基于高质量临床研究证据，如循证指南、医学综述和精准可靠的临床研究，对于医疗决策进行选择和优化的科学的思维模式。规范化的基层医疗服务是有效、安全和经济的医疗保健的重要组成部分，可以提高患者的生活质量，延长预期寿命。为了使基层医疗服务规范化，全科医生的医疗行为必须标准化。标准化的全科诊疗服务应该是建立在循证医学的科学基础之上，为患者选择最佳的诊断和治疗方案，规范行医行为，提升患者就医体验和治疗效果。

以证据为基础的临床思维可概括为"5A程序"，包括以下5个步骤，即提出问题（ask）、寻找证据（acquire）、评价证据（appraise）、应用证据（apply）和评价结果（assess）。在全科医生的循证实践中，多数采用的是"使用"模式，即使用其他人所制订的循证指南或循证摘要（也就是跳过了第三步）。这意味着，在我国循证全科医疗实践中并不要求全科医生严格掌握评价证据的技能，而是在掌握循证医学基本方法的基础

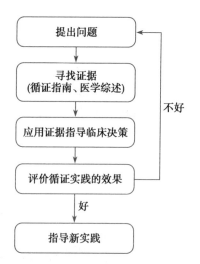

图 1-3-1　我国循证全科医疗实践的模式

上，将临床研究的最佳证据与患者意愿相结合，真正体现以患者为中心的基本原则。我国循证全科医疗实践的模式见图 1-3-1。

二、以健康问题为导向的临床思维

全科医生面对的常见健康问题的特点：①大部分健康问题处于未分化阶段和疾病的早期；②健康问题具有很大的变异性和隐蔽性；③健康问题的成因错综复杂，具有多维性；④常见病、多发病居多。全科医生在每日的全科医疗中面对着千变万化的临床问题，需要处理很多不典型、非特异的症状或体征，在有限的医疗资源下，担负着对许多非常严重，甚至危及生命的疾病进行早期诊断的责任。这就要求全科医生不仅需要丰富的医学知识、扎实的基本技能和正确的临

床思维方法,成为居民信任的健康守护者,解决居民的 80% ~90% 的健康问题;还需要掌握整体性临床思维和以健康问题为导向的临床思维,在医疗实践中整合各临床专科的知识、技术,运用家庭动力学、人际关系、心理咨询和心理治疗等方面的知识,为居民提供全方位的服务。

以健康问题为导向的临床思维要求全科医生运用整体性临床思维方式,结合临床安全诊断策略——临床 5 问,对患者的问题进行剖析。临床 5 问多用于初步诊断常见病,尽快识别急危重症,分析并判断是否可能患有容易被忽略的某种症状或体征的疾病,也可以了解患者内心深处的担忧和期待,其基本的诊断思维包括以下 5 个自问自答的问题。

(1) 导致这种症状或体征的常见疾病或相关因素有哪些?

常见病的诊断依赖于医生对疾病的认识和经验。全科医生长期在社区工作,熟悉社区的流行病学情况和社区患者的病史,比综合医院的专科医生更了解导致这种症状或体征的常见疾病或相关因素;体现了"首先考虑常见病"的临床诊疗思维。

(2) 哪些重要疾病或相关病因不能被忽略?

全科医生在诊疗中的第一要务是识别急危重症患者,寻找"红旗征"。无论接诊什么样的患者,全科医生必须牢记首先排查急危重症疾病,尤其是那些容易被忽略的严重疾病;体现了"严重疾病优先"的临床诊疗思维。

(3) 有哪些容易被遗漏的疾病?

临床上,有些症状因诊断不明确,同样困扰患者。例如,某位患者以心悸为主诉就诊,掩饰精神心理疾病;某便秘患者过度担心恶性肿瘤而反复要求做胃镜、结肠镜检查。如果全科医生只关注到患者的心悸和便秘,没有发现患者的精神心理问题是就诊的原因,就会导致误诊、漏诊或给患者做一些不必要的检查。

(4) 是否有不容易被识别的疾病?

有些患者主诉多个症状、阳性体征少;而有些患者具有与精神心理、性、药物滥用(吸毒)、家庭、朋友、工作背景等相关的问题。这就需要根据整体性临床思维,结合病情,分析病案资料,进行识别和诊断。

(5) 是不是有什么话还没有说?

有些患者因紧张、焦虑,或者医生给予的诊疗时间太短,来不及将患病经过全部说完,没有把想法完全表达出来;有些患者讲述病史时,常常有意或者无意地隐藏某些信息。全科医生要敏锐地觉察到患者的需求和感受,让患者自由地表述和交流,做一位善于倾听、富有同情心的全科医生。

全科医生在问自己以上 5 个问题时,采用以人为中心的问诊,站在患者的角度,聆听患者的心声,理解患者的伤痛,再结合患者资料、检查检验结果得出答案。然后追问自己"为什么","为什么"是批判性思维的应用,包含诊断的依据、排除理由等。对于某些自觉症状很重,但体格检查无阳性体征,辅助检查无异常的患者,全科医生不能用一句冷冰冰的"你没病",就让患者离开诊室,而是要对患者的生活问题保持高度敏感,了解这些问题带给患者生活、工作的影响。通过表达同理心,安抚患者,耐心倾听患者的故事,帮助患者厘清问题背后的原因,使其正确地认识自己的疾病,并增强战胜疾病的信心,和患者建立亲密的医患关系。

以健康问题为导向的临床思维要求全科医生在接诊患者时,保持清醒的头脑。针对每一个主诉,运用临床5问安全诊断策略,尽可能地引导患者多讲与主诉相关的细节内容,逐个排除,除了要考虑最常见的诊断,还要时刻警惕重要疾病,做到不遗漏、不被"面具"所蒙蔽,清晰把握问诊重点,体格检查细致到位,确保医疗安全,这也是全科医生的基本功。以健康问题为导向的临床思维结合整体性临床诊疗思维可以减少不必要的检查和治疗,有助于提高患者对医生的满意度,提高医疗系统的效率,促进患者康复。

（王　静）

第四节　全科医学以家庭为单位的照顾方式

以家庭为单位的照顾是全科医学的基本原则,也是全科医疗服务的重要特征之一。全科医生在临床诊疗过程中,通常在考虑患者疾病的同时,也会考虑到患者家庭因素对疾病发生、发展和康复的影响,如家庭生活环境、成员之间的关系、经济状况及其对治疗和康复的影响。全科医生在为患者制订治疗、预防和管理方案时,通常也会充分考虑和利用家庭的相关资源为患者的健康问题服务,这是全科医学区别于其他专科的特征之一。全科医生掌握正确的家庭评估方法,视家庭为一个照顾单位,可以有效识别家庭的压力和问题,寻找和利用家庭内外资源,帮助个体和家庭有效地应对健康问题,提高家庭的支持度。

一、家庭的定义、结构和功能

（一）家庭的定义

随着时代的变迁,家庭的定义经历了变化,但人类总是以家庭的形式生存。"家庭"这个名词对人们并不陌生,但对"家庭"做一个确切的定义并非易事。

东西方学者对家庭的定义有一些共同点,包括:①家庭成员属性,要有两人或两人以上;②家庭功能的提供,要共同生活;③家庭成员的居住,要共同居住并分享生活。关于家庭定义主要观点的摘录见表1-4-1。

（二）家庭的结构

家庭的结构(structure of family)包括家庭的外在结构和内在结构,外在结构即家庭的类型,内在结构包括家庭的角色、权力结构、沟通方式和家庭的价值观。

表 1-4-1　家庭的定义

来源	定义
词典	家庭是以婚姻和血缘关系为基础的社会单位,成员包括父母、子女和其他共同生活的家属
社会学观点	家庭是建立在婚姻和血缘关系基础之上的亲密合作,是共同生活的小型群体,是社会的基本单位和最小细胞。家庭是影响人类生活和历史发展的重要因素
系统论观点	家庭是一个复杂的社会系统,既是一个由相互关系组成的交错网络,又是一个不断变化的受到社会和文化很大影响的联盟
Smilkstein	家庭是能提供社会支持的、其成员在遭遇躯体或情感危机时能向其寻求帮助的、由一些亲密者组成的团体
较完善的家庭定义	家庭是通过情感关系、法律关系和生物学关系连接在一起的社会团体。这一定义涵盖了现代各种类型家庭,突出了法律婚姻、血缘和情感三大要素

1. 家庭的类型

（1）核心家庭(nuclear family)：由父母及其未婚子女组成的家庭,也包括无子女夫妇家庭,以及养父母与养子女组成的家庭。现代社会中核心家庭已成为主要类型,丁克家庭也属于核心家庭类型。核心家庭具有亲密和脆弱的两重性,温馨的家庭给成员带来幸福,促进学习和工作,并且适应社会的快节奏;但快节奏也带来了离婚率高、留守儿童等家庭问题。从医疗保健的角度考虑,核心家庭的家庭资源较其他家庭类型少,一旦家庭出现情感危机,便会陷于危机而难以解除,最终导致家庭解体。

（2）主干家庭(stem family)：又称直系家庭,是由一对已婚子女同其父母、未婚子女或未婚兄弟姐妹构成的家庭。主干家庭往往有一个权力和活动中心,还有一个次中心存在。决策过程复杂,多种关系和利益交织在一起,在经济负担、生活照顾、精神安慰等方面,家庭成员之间可以相互补偿,在我国是一种主要的家庭形式。

（3）联合家庭(composite family)：又称复式家庭,是由两对或两对以上同代夫妇及其未婚子女组成的家庭,包括由父母和几对已婚子女及孙子女构成的家庭、两对以上已婚兄弟姐妹组成的家庭,如四世同堂的家庭。这类家庭同时存在一个权力和活动中心及几个次中心,或几个权力和活动中心并存。其结构相对松散且不稳定,难以作出一致的决定。现代社会中,这种家庭类型已少有。

（4）其他类型的家庭：包括单亲家庭、同居家庭、独身家庭、同性恋家庭、群居体等特殊团体。这些非传统形式的家庭状态,有其特殊的心理、行为及健康问题,家庭医疗应重视客观现实,研究和照顾这些特殊的家庭。

2. 家庭的内在结构

（1）家庭角色：是每个成员在家庭中的特定身份。每一个角色都代表着一套行为和社会标准，由此人们也依其标准和行为模式去衡量和辨认角色。每个人都有几种不同的角色，如可同时身兼母亲、妻子、女儿、护士等。由于角色的变换，产生了角色学习、角色期待、角色认知、角色冲突。

（2）家庭的权力结构：包括传统权威型、工具权威型、分享权威型、感情权威型四种类型。

1）传统权威型：由家庭所在的社会文化传统"规定"而形成的权威。如在男性主导社会，父亲通常是一家之主，家庭成员都认可他的权威，而不考虑他的社会地位、职业、收入、健康、能力等。

2）工具权威型：负责供养家庭、掌握经济大权的人被认为是这种家庭类型的权威人物。

3）分享权威型：家庭成员分享权力，通过协商作出决定，由个人的能力和兴趣来决定所承担的责任。这是现代社会所推崇的类型。

4）感情权威型：由家庭感情生活中起决定作用的人担当决策者，其他的家庭成员因对他或她的感情而承认其权威。

家庭权力结构并非固定不变，它有时会随着家庭生活周期阶段的改变、家庭变故、社会价值观的变迁等家庭内外因素的变化而转化为另一种家庭权力结构的形式。家庭权力结构是社区医务人员进行家庭评估，继而采取家庭干预措施的重要参考资料，社区医务人员必须确定家庭中的决策者，与之协商，才能有效地提供建议，实施干预。

（三）**家庭的功能**

家庭的功能具有多样性、基础性、独立性的特征，并随着社会文化的发展而变化，但其最基本的功能始终是满足家庭成员在生理、心理及社会各个层次的最基本需要，可归纳为以下六个方面：满足感情需要的功能、生殖和性需要的调节功能、抚养和赡养的功能、社会化功能、经济的功能以及赋予成员地位的功能。

二、家庭对健康和疾病的影响

（一）**家庭对健康的影响机制**

1. 直接影响心理和生理的途径　家庭因素如家庭压力或生活事件等，可直接影响个体情绪，导致机体发生病理、生理变化。近来的动物实验和人体试验显示，神经系统能直接影响机体的免疫功能，压力可造成免疫抑制，使疾病增多。介导细胞免疫的、在防御癌症和感染方面起着重要作用的 T 淋巴细胞，最易受到压力的影响；产生抗体的 B 淋巴细胞，受压力的影响可能较小。

2. 影响行为的途径　家庭影响着个体的健康行为，家庭成员的健康信念往往相互影响，如饮食、锻炼、吸烟、遵医嘱性、就医次数等，这些行为又影响了个体的健康。如居丧者可能会增加饮酒、吸烟、服镇静剂等行为,而酗酒与肝硬化、事故和自杀常相关,这些是居丧期后死亡率升高的部分原因。

（二）家庭对其成员健康和疾病的影响

1. 家庭在疾病发生、发展中的影响　家庭遗传因素和母亲孕期各种因素会导致疾病的发生;家庭功能异常导致儿童心身障碍;家庭为疾病传播提供了条件。

2. 家庭在疾病治疗、转归中的影响　家庭支持对各种疾病的治疗和康复具有积极作用;和谐的婚姻生活对健康具有保护作用。

3. 家庭成员间的健康信念常相互影响　家庭对其成员选择什么样的行为和生活方式(不良嗜好)以及求医遵医行为产生很大的影响。

4. 家庭环境对健康的影响　过分拥挤的家庭环境不仅为疾病的传播创造了条件,还使家庭成员间的活动和交往无法保持界限和距离;不仅影响夫妻的心身健康,也影响孩子的健康成长。家庭周围环境也影响家庭成员的健康。

三、家庭生活周期及家庭常见健康问题

家庭生活周期(family life cycle)是指一个家庭从形成到解体的循环运动过程。1977年美国学者 Duvall 根据家庭功能将家庭生活周期分为 8 个阶段:新婚期、第一个孩子出生期、学龄前儿童期、学龄儿童期、青少年期、孩子离家创业期、空巢期(父母独处)和退休期。对各阶段的界定和每个阶段可能遇见的主要问题见表 1-4-2。

表 1-4-2　家庭生活周期及主要家庭问题

阶段	时间	主要家庭问题
新婚期	2 年	各种家庭角色的学习与适应、性生活协调及计划生育、遗传问题等
第一个孩子出生期	2.5 年	父母角色的适应,生活节奏及经济的调整,婴幼儿喂养、体检及预防接种等问题
学龄前儿童期	3.5 年	根据学龄前儿童的特点进行健康保健和智力开发、安全保护问题
学龄儿童期	7 年	儿童的心理和躯体的健康发展、学习问题
青少年期	7 年	父母与孩子的沟通、青少年的心理和生理保健、性教育等
孩子离家创业期	8 年	适应家庭结构与关系的变化,注意父母角色内容和生活重心转移而引起的心身症状
空巢期	15 年左右	重新适应夫妇关系及与上下代的亲戚关系,定期体检,计划退休后的生活,预防老龄带来的一系列健康问题
退休期	退休至死亡	适应社会和家庭角色的转变,应对老龄与各种健康问题,面对老伴和亲友死亡等问题、经济赡养问题等

实际上,并非每个家庭都要经历上述八个阶段,家庭可在任何一个阶段开始或结束,如一个人离婚后又再婚。在 Duvall 提出的家庭生活周期中没有恋爱和丧偶独居这两个阶段,其实这两个阶段对家庭保健也十分重要。

四、家庭评估

家庭评估(family assessment)是完整家庭照顾的重要组成部分,其目的是了解家庭的结构和功能。家庭评估包括客观评估、主观评估、分析评估和工具评估等几种类型。

全科医疗中广泛应用的家庭评估方法有:家庭基本资料、家系图、家庭圈、家庭关怀度指数测评问卷(APGAR 问卷)等。

1. 家庭基本资料 家庭基本资料包括家庭环境、每位家庭成员的基本情况、家庭经济状况、家庭健康生活方式。

2. 家系图 家系图可用来描述家庭结构、医疗史、家庭成员疾病、有无家族性遗传、家庭关系及家庭重要事件等。通过家系图,医生能够很快掌握大量的家庭基本资料。家系图是了解家庭客观资料的最佳工具,是家庭档案的重要组成部分,其内容可不断积累和完善,在全科医疗中具有较高的实用价值。全科医生通过家系图一般可获得以下几个方面的资料:家庭人数、家庭的结构类型、家庭生活周期、家庭关系遗传病的患病情况、家庭成员的基本资料等。

3. 家庭圈 家庭圈反映患者主观上对家庭的看法以及其家庭关系网络。家庭圈的做法是先让患者画一个大圈,再在大圈内画上若干小圈,大圈代表家庭,小圈代表家庭成员。小圈大小代表在家庭中的地位,地位高的人员画得大一些,地位低的人员画得小一些;圈与圈之间的距离代表家庭人员关系的亲疏,关系好的人员的圈画得紧密些。患者可独自完成,随后,医生向患者提问题或让患者向医生解释图的含义,从而使医生了解患者的家庭情况。图 1-4-1 中的患者

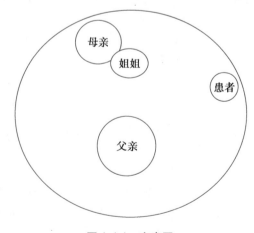

图 1-4-1 家庭圈

是一位女孩,父亲在家是权力中心,她与父亲的关系比较疏远;母亲听从父亲的意见,母亲与姐姐关系很好,很少关注患者的表现和情感;患者遇到问题或困难时很少请求父母的帮助,但有时会请求姐姐的帮助。

4. 家庭关怀度指数测评问卷　即 APGAR 问卷,是 Smilkstein 1978 年设计出的检测家庭功能的问卷,是自我报告法中的一种,主要用来测量家庭成员对家庭功能的主观满意度。因为其问题较少,评分容易,所以比较适宜在基层工作中使用。该问卷共分为两部分。

第一部分:测量个人对家庭功能的整体满意度,共 5 个题目。每个题目代表一项家庭功能,包括适应度(adaptation)、合作度(partnership)、成熟度(growth)、情感度(affection)和亲密度(resolve),简称 APGAR 问卷(表 1-4-3)。

表 1-4-3　简易 APGAR 问卷的名称和含义

名称	含义
适应度	家庭遭遇危机时,利用家庭内、外资源来解决问题的能力
合作度	家庭成员分担责任和共同作出决定的程度
成熟度	家庭成员通过互相支持所达到的心身成熟程度和自我实现的程度
情感度	家庭成员间相爱的程度
亲密度	家庭成员间共享相聚时光、金钱和空间的程度

在以上 5 个问题中,每一道问题都有 3 个答案可供选择,若选"经常这样"得 2 分,"有时这样"得 1 分,"几乎很少"得 0 分。将 5 个问题的得分相加,总分 7~10 分表示家庭功能良好,4~6 分表示家庭功能中度障碍,0~3 分表示家庭功能严重障碍。另外,通过分析每个问题的得分情况,可以粗略地了解家庭功能障碍的基本原因,即哪一方面的家庭功能出了问题。

第二部分:了解受测者与家庭其他成员间的关系,分为良好、较差、恶劣 3 种程度。

五、家庭照顾

家庭照顾应考虑到患者的社会、家庭背景,考虑到家庭对患者的疾病和治疗的作用。以家庭为单位的照顾,根据在服务中考虑家庭因素和对家庭干预的水平分为 5 个层级,分别为对家庭的考虑最少、提供医疗信息和咨询、同情和支持、评估和干预、家庭治疗。

实际上,全科医生在提供以家庭为单位的照顾时,可根据家庭照顾目的和内容的不同,采取一般家庭照顾、家庭访视、家庭咨询、家庭病床等一种或多种形式。

1. 一般家庭照顾　家庭照顾是全科医生的工作特点。除了向照顾对象提供常规的医疗咨询和治疗外,全科医生还应对其家庭、家庭成员与其之间的关系进行综合考虑,在整个家庭的范围内提供教育、咨询、治疗和预防服务。

2. 家庭访视 家庭访视简称家访,是为了促进和维护个体与家庭成员的健康,在服务对象家中进行的有目的的访视活动,是全科医生开展家庭医疗保健的重要形式。家庭访视有利于促进医疗服务模式的根本转变,有利于新型医患关系的建立,有利于降低医疗费用和提高医疗效率。因此,以家庭访视的形式提供的医疗照顾服务越来越受到关注。

3. 家庭咨询 家庭咨询是一种面对面的交往过程,咨询者在这个过程中需要运用自己的交往技巧和相关知识来帮助人们认识问题,做出正确的决定,从而最终有效地解决问题。当家庭处于功能障碍状态时,家庭自身就无法有效地解决家庭问题,会使家庭处于危机中。此时,便需要全科医生提供必要的帮助,这种帮助可以是家庭咨询,也可以是家庭治疗。

4. 家庭病床 家庭病床是医疗单位对适合在家庭条件下进行检查、治疗和护理的某些患者,在其家庭就地建立病床,强调以人为中心和以家庭为单位,提供医疗、预防、保健、康复相结合的一种照顾服务。家庭病床服务因具有降低医疗成本、避免医院住院时的交叉感染、弥补专业医疗机构病床相对不足、方便老年人和残疾人等获得连续性医疗服务、缓解看病难及利于患者康复等优点,越来越受到患者和家属的欢迎。

(陈　乐)

第五节　全科医生队伍建设

党中央、国务院历来高度重视全科医生队伍建设。2011 年 7 月,国务院印发《关于建立全科医生制度的指导意见》。党的十九大报告明确要求"加强基层医疗卫生服务体系和全科医生队伍建设"。2016 年,全国卫生与健康大会提出了"以基层为重点,以改革创新为动力,预防为主,中西医并重,将健康融入所有政策,人民共建共享"的新时期卫生与健康工作"38 字方针",要求树立大卫生、大健康的观念,把以治病为中心转变为以人民健康为中心,关注生命全周期、健康全过程,把健康"守门人"制度建立起来,推动建立分级诊疗制度等 5 项基本医疗卫生制度。

一、我国关于全科医生队伍建设的方针政策

"强基层"不仅要加强基层医疗卫生机构硬件建设,关键是要吸引和培养更多合格的全科医生到基层工作。2018 年 1 月,国务院办公厅印发《关于改革完善全科医生培养与使用激励机制的意见》,提出总体工作目标:到 2020 年,适应

行业特点的全科医生培养制度基本建立,适应全科医学人才发展的激励机制基本健全,全科医生职业吸引力显著提高,城乡分布趋于合理,服务能力显著增强,全科医生与城乡居民基本建立比较稳定的服务关系,城乡每万名居民拥有 2~3 名合格的全科医生。到 2030 年,适应行业特点的全科医生培养制度更加健全,使用激励机制更加完善,城乡每万名居民拥有 5 名合格的全科医生,全科医生队伍基本满足健康中国建设需求。

实施全科医生队伍建设,要健全适应行业特点的全科医生培养制度和创新全科医生使用激励机制,提高全科医生职业吸引力。

1. 提高全科医生薪酬待遇 一是基层绩效工资改革取得重大突破。按照"两个允许"要求,合理核定政府办基层医疗卫生机构绩效工资总量,提升基层医疗卫生机构全科医生工资水平,并与当地县区级综合医院同等条件临床医生工资水平相衔接。鼓励基层医疗卫生机构聘用经住院医师规范化培训的全科医生,地方要根据实际,在核定绩效工资总量时给予其进一步倾斜。建立基层医疗卫生机构绩效工资水平正常增长机制。二是合理调整医疗服务价格,充分体现包括全科医生在内的医务人员技术劳务价值。三是完善绩效工资分配,基层医疗卫生机构内部绩效工资分配可设立全科医生津贴。四是推进家庭医生签约服务,签约服务费作为家庭医生团队所在基层医疗卫生机构收入组成部分,可用于人员薪酬分配。

2. 到基层就业享受优惠政策 一是优先纳入编制管理,基层医疗卫生机构在核定的编制内对经住院医师规范化培训的全科医生要优先安排。二是招聘程序更加便捷,对本科及以上学历医学毕业生或经住院医师规范化培训的全科医生简化招聘程序,可采取面试、组织考察等方式公开招聘。三是创新人事管理政策,可实行"县管乡用"或"乡管村用"。

3. 拓展职业发展前景 一是将经住院医师规范化培训的全科医生与专硕研究生同等对待。对到基层医疗卫生机构工作、取得住院医师规范化培训合格证书的本科学历全科医生,在人员招聘、职称晋升、岗位聘用等方面,与临床医学、中医学硕士专业学位研究生同等对待。二是职称晋升享受优惠政策。增加基层医疗卫生机构的中高级专业技术岗位比例,重点向经住院医师规范化培训的全科医生倾斜。本科及以上学历毕业、经全科专业住院医师规范化培训并到基层工作者,可直接参加中级职称考试,考试通过的直接聘任中级职称。三是职称评价更加契合实际。基层全科医生参加中级职称考试或申报高级职称时,外语成绩可不作为申报条件,对论文、科研不做硬性规定,申报高级职称实行单独分组、单独评审。

4. 显著提升全科医生职业荣誉感和社会地位 在享受国务院政府特殊津贴人员推选和全国杰出专业技术人才、全国先进工作者、全国五一劳动奖章、全国优秀共产党员等评选工作中,向基层全科医生倾斜。

5. 对社会力量举办全科诊所采取优惠政策 一是明确规定医疗机构相关

规划布局,不对全科诊所的设置作出限制,实行市场调节。二是对提供基本医疗卫生服务的非营利性全科诊所,执行与政府办基层医疗卫生机构同等补助政策。三是鼓励有条件的地方加大对全科诊所基本建设和设备购置等发展建设的投入力度。

6. 国家将采取措施加强贫困地区全科医生培养 一是通过定向免费培养本科、专科医学生,免费实施国家继续医学教育培训项目,加强县级以上医疗卫生机构对口支援,加快壮大全科医生队伍。二是扩大全科医生特岗计划实施范围。三是进一步加大职称晋升政策倾斜力度。对长期扎根贫困地区农村基层工作的全科医生,可突破学历等限制,破格晋升职称。全科专业住院医师规范化培训合格、取得中级职称后在贫困地区农村基层连续工作满 10 年的,可经职称评审委员会考核认定,直接取得副高级职称。

二、我国全科医生培养模式

我国全科医生制度建设已经完成,院校教育、毕业后教育、继续教育三阶段有机衔接的全科医生培养体系逐步形成,以“5+3”(5 年临床医学本科教育+3 年住院医师规范化培训或 3 年临床医学硕士专业学位研究生教育)为主体、“3+2”(3 年临床医学专科教育+2 年助理全科医生培训)为补充的全科医生培养模式逐步建立。实施全科医生特岗计划,全科医生职称晋升、岗位聘用等多方位的协同保障政策不断完善,通过全科专业住院医师规范化培训、助理全科医生培训、转岗培训、农村订单定向医学生免费培养等多种渠道,加大全科医生培养力度,使全科医生队伍不断壮大。

1. 院校教育方面 一是全面加强全科医学教育。要求高校面向全体医学类专业学生开展全科医学教育和全科临床见习和实习。鼓励有条件的高校成立全科医学教研室、全科医学系或全科医学院,开设《全科医学概论》等必修课程。二是深入实施农村订单定向医学生免费培养,推进农村基层本地全科医学人才培养。三是依托全科专业住院医师规范化培训基地和助理全科医生培训基地,建设一批全科医学实践教学基地。四是加强全科医学师资队伍建设。全科医学实践教学基地有教学潜质的全科医生可聘任高校教师专业技术职务。2018 年起,新增临床医学和中医硕士专业学位研究生招生计划重点向全科等紧缺专业倾斜。

2. 毕业后教育方面 一是加强全科医学学科建设,住院医师规范化培训基地(综合医院)要独立设置全科医学科,与基层实践基地联合培养全科医生。二是以县级综合医院为重点,加强助理全科医生培训基地建设。三是严格培训基地动态管理,将全科专业基地建设和作用发挥情况作为培训基地考核评估的核心指标。四是完善全科专业住院医师规范化培训人员取得硕士专业学位的办法,推进住院医师规范化培训与专业学位研究生教育的衔接。着眼长远,加大全科专业住院医师规范化培训力度,扩大全科专业住院医师招收规模。

3. 继续教育方面 大力发展远程继续教育,普及全科适宜技术,加强对全科医生继续医学教育的考核,将参加继续医学教育情况作为全科医生岗位聘用、技术职务晋升和执业资格再注册的重要指标;积极开展基层全科医生进修培训和学历提升教育;强化继续医学教育基地建设,充分发挥县级综合医院在农村基层全科医生进修培训中的作用;加强对全科医生的中医药和康复医学知识与技能培训;扩大全科医生转岗培训实施范围,鼓励二级及以上医院有关专科医生参加全科医生转岗培训,对培训合格的,在原注册执业范围基础上增加全科医学专业执业范围,允许其在培训基地和基层提供全科医疗服务;继续做好助理全科医生培训、全科医生转岗培训和农村订单定向医学生免费培养,加快壮大全科医生队伍。

三、全科医生转岗培训

2010 年,卫生部办公厅印发了《基层医疗卫生机构全科医生转岗培训大纲(试行)》,2019 年,为贯彻落实国务院办公厅印发的《关于改革完善全科医生培养与使用激励机制的意见》,规范全科医生转岗培训工作,国家卫生健康委更新了大纲。

1. 全科医生转岗培训目标 以全科医学理论为基础,以基层医疗卫生服务需求为导向,通过较为系统的全科医学相关理论学习和实践技能培训,培养具有高尚职业道德和良好专业素质,热爱全科医学事业,掌握全科专业基本知识和技能,达到全科医生岗位胜任力基本要求,能够为个人、家庭、社区提供综合性、连续性、协调性基本医疗卫生服务的合格全科医生。

2. 全科医生转岗培训对象 ①基层医疗卫生机构中已取得临床执业(助理)医师资格、拟从事全科医疗工作,尚未接受过全科医生转岗培训、全科专业住院医师规范化培训或助理全科医生培训的临床执业(助理)医师;②二级及以上医院中取得临床执业医师资格、从事临床医疗工作三年及以上、拟从事全科医疗工作,尚未接受过全科医生转岗培训、全科专业住院医师规范化培训或助理全科医生培训的其他专业临床执业医师。

3. 培训时间和方式

(1) 培训时间:培训总时长不少于 12 个月,可以在 2 年内完成。其中,全科医学基本理论知识培训不少于 1 个月(160 学时)、临床综合诊疗能力培训不少于 10 个月、基层医疗卫生实践不少于 1 个月(160 学时)、全科临床思维训练时间不少于 20 学时(穿插培训全过程)。

(2) 培训方式:培训采取模块式教学、必修与选修相结合的方式进行,允许培训基地根据培训对象的专业背景、工作年限和个性化需求,按照"填平补齐"的原则,灵活安排培训内容,重在全科岗位胜任能力的培养。

4. 培训内容及要求

（1）全科医学基本理论知识培训：主要包括全科医学及其相关理论、国家医疗卫生服务体系与基层医疗卫生服务、医患关系与人际沟通、健康管理及慢性病管理、社区康复、卫生信息管理、预防医学等内容。由国家公布的全科专业住院医师规范化培训基地的全科医学教研室（系）承担，培训地点自选。各培训基地应当将教学大纲报省级卫生健康行政部门备案。

（2）临床综合诊疗能力培训：根据基层医疗卫生服务实际需求，以临床科室轮转方式组织安排教学活动，包括临床基础培训和临床科室轮转两部分。其中，临床科室轮转分为必修轮转科室和选修轮转科室，不同轮转科室需要学习规定了的主要病种/健康问题。由本人所在的二级以上医院或者国家公布的住院医师规范化培训基地承担，培训时间不少于 10 个月。

（3）基层医疗卫生实践：主要内容包括基本医疗卫生服务、基本公共卫生服务和基层医疗卫生服务管理，由基层实践基地承担。在全科、预防保健科、康复医疗科、社区卫生服务站等进行训练。

（4）全科临床思维训练：主要以病例讨论为主的方式进行，穿插于培训全过程，提高培训对象关于常见健康问题临床诊疗和常见慢性病基层管理过程中的全科临床思维能力。以病例讨论为主，采用教学示范与教学实践相结合，课堂教学、门诊教学、病房教学、基层实践相结合等多种方式进行。病例讨论应不少于 10 次，由培训基地全科医学科组织实施。

5. 考核与结业　全科医生转岗培训结业考核分为理论考核和实践技能考核两部分，考核工作由省级卫生健康行政部门统一组织。理论考核和实践技能考核全部合格者，获得全科医生转岗培训合格证书。

四、临床培训基地的各项规章制度

省级卫生健康行政部门负责培训的组织与管理，并制订具体的培训计划和管理方案，遴选临床培训基地承担全科医生转岗培训任务，充分发挥住院医师规范化培训基地和助理全科医生培训基地的作用，优先考虑国家建设的全科医生临床培养基地。

加强培训基地和师资队伍建设，健全培训体系，严格培训质量控制，是推动本地全科医生转岗培训工作扎实稳妥有效开展、规范和高质量完成全科医生转岗培训的重要支撑。基地应满足最基本的资质要求，病例病种数和运行指标能够满足全科医生转岗培训大纲病种要求，有良好的临床教学管理经验和教学水平。

临床培训基地应具备完整的组织架构，教学相关层级和人员职责清晰。具体规章制度如下：

1. 全科医生转岗培训组织管理架构和职责　包括医学教育委员会职责、职能管理部门工作职责、专业基地（教学小组/教研室）工作职责、轮转科室（临床带教小组)工作职责、院长工作职责、教学主管院长工作职责、职能管理部门负责人工作职责、职能管理部门专职管理人员工作职责、专业基地主任(副主任)工作职责、专业基地教学主任工作职责、专业基地(教学)秘书工作职责、轮转科室主任工作职责、轮转科室秘书工作职责。

2. 培训基地管理职责　包括全科医生转岗培训基地管理办法、图书馆(阅览室)和网络信息系统管理规定、临床技能培训中心管理制度、院级督导制度、沟通反馈制度。

3. 师资管理制度　师资管理规定(包括遴选、培训、考核、上岗、退出)、导师制管理规定、培训活动教研和管理制度、出科考核(过程考核)制度、出科考核方案、年度考核制度、带教老师评价制度、带教老师评价表、师资激励机制(评优、职称晋升、教学补助)、带教活动绩效考核制度、专业基地和轮转科室绩效考核管理办法、师资培养计划。

4. 转岗培训学员管理制度　包括转岗培训学员招收管理规定、学员考勤管理规定、学员临床轮转管理规定、学员登记手册管理规定、学员考核手册管理规定、学员考核管理办法、学员评价制度及评价表。

5. 保障制度　包括经费使用管理办法、生活补助发放管理办法、培训学员党团组织管理办法、培训学员后勤保障制度、培训协议书。

(阎渭清)

第二章　国家医疗卫生服务体系与基层医疗卫生服务

医疗卫生服务体系是医疗卫生服务的载体,主要包括医院、基层医疗卫生机构和专业公共卫生机构等,以及与之相关的人员、床位、信息等要素。医疗卫生服务体系建设是关系国计民生的事业,健全基层医疗卫生服务体系更是医药卫生体制改革的重点环节,对于全面推进健康中国建设、大力推进卫生健康事业高质量发展发挥着重要作用。随着经济社会的发展,我国的医疗卫生服务体系历经多次变革,始终秉持以制度保障人民健康权利的原则,明确构建覆盖城乡、功能互补、连续协同的基本医疗卫生服务体系,为人民提供预防、保健、治疗、康复、护理、安宁疗护等全方位全周期的公共卫生和医疗服务。随着人民群众对医疗卫生服务的需求不断提高,我国未来要通过构建优质高效的整合型医疗卫生服务体系,满足人民群众全方位全生命周期的健康需要,不断增加人民群众对医药卫生健康服务的获得感。

第一节　国家医疗卫生服务体系和相关政策

一、我国城乡医疗卫生服务体系及演变

新中国成立 70 多年来,伴随着我国经济快速发展和居民生活质量稳步提升,我国医疗卫生事业取得了举世瞩目的成就,缺医少药的状态得到了彻底改变,各种传染病得到有效控制。截至 2019 年,新生儿死亡率由 2000 年的 22.8‰降至 5.6‰;截至 2021 年,与 1949 年前相比,婴儿死亡率由 200‰降至 5.0‰,孕产妇死亡率由 150/10 万降至 16.1/10 万,人口死亡率由 25‰降至 7.18‰,人口平均期望寿命由 35 岁提升至 78.2 岁。为更好地适应国家社会经济的发展,更好、更快地实现"人人享有基本医疗卫生保健"的目标,我国在实践中不断地探索并完善医疗卫生服务体系。城市和农村的医疗卫生服务体系分别历经了不同的发展阶段。

(一)城市医疗卫生服务体系及演变

1. 三级医疗卫生服务体系的形成　新中国成立之后,我国实行的是计划经济体制,在此基础上逐步建立市级、区级医院以及街道卫生所,初步形成了城市的三级医疗卫生服务体系。1989 年 11 月,卫生部正式下发了《医院分级管理办

法》,根据医院的任务和功能不同,将其划分为一、二、三级医院。各级医院经过评审,按照《医院分级管理标准》确定为甲、乙、丙三等,其中三级医院增设特等,因此医院共分三级十等,各级医院均按照制订的差异化目标和标准进行管理。1994 年,卫生部下发了《医疗机构设置规划指导原则》,文件再次明确了三级医院的医疗卫生服务体系框架,在此基础上逐步建立健全符合我国实际国情的分级医疗和双向转诊体系总体框架。

2. 三级医疗卫生服务体系向两级医疗卫生服务体系的转变　由于三级医院设备精良、人才高端和技术先进,大量患者被吸引到三级医院就诊,而一级、二级医院在各个方面都无法与之相比,致使基层的设备、病床和人员处于闲置状态。1997 年,中共中央、国务院印发《关于卫生改革与发展的决定》,文件提出要改革城市医疗卫生服务体系,积极发展社区卫生服务,逐步形成功能合理、方便群众的卫生服务网络。2000 年发布的《关于城镇医药卫生体制改革的指导意见》中,对以往三级医疗卫生服务体系的提法作出了改变,文件明确提出要"建立健全社区卫生服务组织、综合医院和专科医院合理分工的医疗服务体系"。至此,我国城市中初步形成了以大型医院为中心、以社区卫生服务为基础的两级医疗卫生服务体系。为了进一步推动改革,2006 年国务院印发《关于发展城市社区卫生服务的指导意见》,文件提出"社区卫生服务机构主要通过调整现有卫生资源,对政府举办的一级、部分二级医院和国有企事业单位所属医疗机构等基层医疗机构进行转型或改造改制设立"。同年,国务院组织召开了全国城市社区卫生工作会议,会议上再次提出积极鼓励各地构建两级新型城市卫生服务体系,将现行的三级医疗卫生服务体系转为区域医疗中心和社区服务中心组成的两级城市卫生服务体系。

(二) 农村医疗卫生服务体系及演变

1. 农村医疗卫生服务体系的雏形　新中国成立之前,广大农村地区缺医少药,偏远地区几乎没有医疗卫生设备。1950 年,卫生部召开了第一届全国卫生工作会议,会议上首次提出了要搭建基层卫生组织的架构,即要"县设卫生院,区设卫生所,乡设卫生委员,村设卫生员"。1951 年,卫生部发布了《关于组织联合医疗机构实施办法》,文件提出,在自愿的原则下,号召私人企业及卫生人员联合起来成立诊所。此后,各种形式的联合诊所如雨后春笋般成立,很快发展成为我国农村地区基层卫生组织的主要形式。20 世纪 50 年代,随着农业合作化运动的发展,农业生产合作社自筹资金举办的农村保健站也得到了较快发展。从此,新中国成立初期的农村地区医疗卫生服务体系被成功构建,主要组成包括国家举办的县卫生院、区卫生所,保健站、联合诊所、个体诊所,以及遍布农村的接生员和卫生保健员等。

2. 公社三级卫生组织的形成　随着农村地区建立人民公社,在保留县医院原有隶属关系的前提下,其他各类基层医疗卫生服务组织全部并入人民公社。

1960 年制定的《关于人民公社卫生工作几个问题的意见》中提出了"公社设卫生院(医院),生产大队设卫生所(保健站),生产队设卫生室"三级公社卫生组织结构。除改变所有制形式外,农村基层卫生组织架构与此前的基本相同。但由于将诊所、个体医生也并入公社,诊所覆盖面明显下降,诊所的数量由 1960 年的213 823 所降至 1975 年的 80 739 所。

3. 改革开放初期农村医疗卫生服务　按照"政社分开"指令,各地纷纷将原有公社卫生院改为了乡镇卫生院,将原有生产大队卫生所改为了村卫生室。由于当时各级医疗机构技术水平低,管理水平差,不能对其他机构开展有效的指导,卫生部在 1980 年发布了《关于搞好三分之一左右县的卫生事业整顿建设的意见》,文件明确要求在县以下有重点地建设几个中心卫生院,使其在一定地区范围内担当医疗卫生中心的角色。通过几年的建设,逐步形成了一批技术实力较好的、房屋和设备配套较齐全的县医院和乡镇中心卫生院。

4. 医药卫生体制改革后的农村三级医疗卫生服务体系　1997 年,中共中央、国务院发布了《关于卫生改革与发展的决定》,分别针对各级医疗机构存在的问题进行了分析,提出了加强农村卫生工作,实现初级卫生保健规划目标,为农村卫生服务网络发展打下良好的基础。2002 年,中共中央、国务院印发了《关于进一步加强农村卫生工作的决定》,文件对县、乡、村级卫生机构的地位及职能进行说明。2006 年,卫生部、国家中医药管理局、国家发展和改革委员会、财政部颁布了《农村卫生服务体系建设与发展规划》,提出了农村医疗卫生服务体系的框架是"由政府、集体、社会和个人举办的县、乡、村三级医疗卫生机构组成,以县级医疗卫生机构为龙头,乡(镇)卫生院为中心,村卫生室为基础"。从此,农村的三级医疗卫生服务网络不仅有了比较完整的组织架构,更强调了各级之间要建立联动互助的机制,促使整个网络形成有机整体,更好地发挥作用。

(三)　整合型医疗卫生服务体系

2015 年 3 月 6 日,国务院办公厅印发了《全国医疗卫生服务体系规划纲要(2015—2020 年)》。本次规划目标是"优化医疗卫生资源配置,构建与国民经济和社会发展水平相适应、与居民健康需求相匹配、体系完整、分工明确、功能互补、密切协作的整合型医疗卫生服务体系"。

《全国医疗卫生服务体系规划纲要(2015—2020 年)》明确了医疗卫生服务体系的构成,主要包括医院、基层医疗卫生机构和专业公共卫生机构等。医院分为公立医院和社会办医院。其中,公立医院分为政府办医院和其他公立医院。县级以下为基层医疗卫生机构,分为公立和社会办两类。专业公共卫生机构分为政府办专业公共卫生机构和其他专业公共卫生机构。根据属地层级的不同,政府办专业公共卫生机构划分为县办、市办、省办及部门办四类。

二、我国医疗卫生机构的类型与功能

（一）医院

1. 公立医院　是我国医疗卫生服务体系的主体,在提供基本医疗服务、急危重症和疑难病症诊疗等方面发挥着骨干作用。公立医院承担医疗卫生机构人才培养、医疗教学、医学科研等任务,承担法定和政府指定的公共卫生服务、突发事件紧急医疗救援、援外、国防卫生动员、支农、支边和支援社区等任务。

2. 社会办医院　是医疗卫生服务体系不可或缺的重要组成部分,是满足人民群众多层次、多元化医疗服务需求的有效途径。社会办医院也可以提供基本医疗服务,并与公立医院形成有序竞争;可以提供高端服务,满足非基本需求;可以提供康复、老年护理等紧缺服务,对公立医院形成补充。

（二）基层医疗卫生机构

基层医疗卫生机构的主要职责是提供预防、保健、健康教育、计划生育等基本公共卫生服务,常见病、多发病的诊疗服务,以及部分疾病的康复、护理服务,向医院转诊超出自身服务能力的常见病、多发病及危急疑难重症患者。基层医疗卫生机构主要包括乡镇卫生院、社区卫生服务中心(站)、村卫生室、医务室、门诊部(所)和军队基层卫生机构等。

（三）专业公共卫生机构

专业公共卫生机构是向辖区内提供专业公共卫生服务(主要包括疾病预防控制、健康教育、妇幼保健、精神卫生、急救、采供血、综合监督执法、食品安全风险监测评估与标准管理、计划生育、出生缺陷防治等),并承担相应管理工作的机构。专业公共卫生机构主要包括疾病预防控制机构、综合监督执法机构、妇幼保健计划生育服务机构、急救中心(站)、血站等,原则上由政府举办。

（四）其他医疗卫生服务机构

其他医疗卫生服务机构的主要职责是提供医学人才培养及遴选、医学信息搜集与统计、医学研究等服务,主要包括疗养院、临床检验中心、医学科研机构、医学在职教育机构、医学考试中心、人才交流中心、统计信息中心等。

三、不同医疗卫生机构的服务对象与执业范围

（一）医院

县办医院主要向县级区域内居民提供常见病、多发病诊疗服务,是向县级区域内居民提供基本医疗卫生服务的重要载体。市办医院主要向地市级区域内居民提供代表本区域高水平的综合性或专科医疗服务。省办医院主要向省级区域内若干个地市提供急危重症、疑难病症诊疗和专科医疗服务。部门办医院主要向跨省份区域提供急危重症和疑难病例诊疗和专科医疗服务。各级医疗机构均

要承担接受下级医院转诊、医学人才培养、医学科研及相应公共卫生和突发事件紧急医学救援的任务。

对于综合性医院,要开展内科、外科、儿科、眼科、妇产科、五官科等临床专科的住院治疗和门诊治疗服务,提供双向转诊服务,承担预防保健工作,开展健康教育,参与城市初级卫生保健工作。对于儿童、精神、妇产、肿瘤、传染病、康复、职业病以及口腔等专科医院(含中医类专科医院),服务范围主要是提供相应专科的门诊、住院服务。

(二) 基层医疗卫生机构

基层医疗卫生机构以社区、家庭和常住居民、暂住居民为服务对象,其中以妇女、儿童、老年人、慢性病患者、残疾人、贫困居民等为服务重点,提供健康教育、预防、保健、康复、计划生育技术服务,以及常见病、多发病的诊疗。乡镇卫生院和社区卫生服务中心负责为辖区居民提供服务,并对村卫生室、社区卫生服务站进行综合管理、技术指导和乡村医生的培训等。村卫生室和社区卫生服务站主要承担行政村、居委会范围内人群的基本公共卫生服务和普通常见病、多发病的初级诊治、康复等工作。

国家基本公共卫生服务项目包括居民健康档案管理、健康教育、预防接种、0~6 岁儿童健康管理、孕产妇健康管理、老年人健康管理、慢性病患者健康管理(高血压和 2 型糖尿病)、严重精神障碍患者管理、肺结核患者健康管理、中医药健康管理、传染病及突发公共卫生事件报告和处理、卫生计生监督协管等内容。

基本医疗服务包括:常见病及多发病的诊疗、护理和诊断明确的慢性病管理治疗;社区现场应急救护、家庭出诊、家庭护理、家庭病床等家庭医疗服务;转诊服务、康复医疗服务、中医药服务、政府卫生行政部门批准的其他适宜医疗服务等。

(三) 专业公共卫生机构

各级政府办专业公共卫生机构的主要职责:完成上级下达的指令性任务,承担辖区内专业公共卫生任务以及相应的业务管理、信息管理等工作,并对辖区内或下级医疗卫生机构相关公共卫生工作进行技术指导、人员培训、监督考核等。

四、分级诊疗制度

建立分级诊疗制度,是合理配置医疗资源、促进基本医疗卫生服务均等化的重要举措,是深化医药卫生体制改革、建立中国特色基本医疗卫生制度的重要内容,对于促进医药卫生事业长远健康发展、提高人民健康水平、保障和改善民生具有重要意义。2015 年,国务院办公厅印发《关于推进分级诊疗制度建设的指导意见》,标志着我国正式推行分级诊疗制度。

（一）分级诊疗模式的形成

遵循医学科学规律，按照以人为本、群众自愿、统筹城乡、创新机制的原则，以提高基层医疗服务能力为重点，逐步形成基层首诊、双向转诊、急慢分治、上下联动的分级诊疗模式，建立符合国情的分级诊疗制度。

1. 基层首诊　坚持群众自愿、政策引导，鼓励并逐步规范常见病、多发病患者首先到基层医疗卫生机构就诊，对于超出基层医疗卫生机构功能定位和服务能力的疾病，由基层医疗卫生机构为患者提供转诊服务。

2. 双向转诊　坚持科学就医、方便群众、提高效率，完善双向转诊程序，建立健全转诊指导目录，重点畅通慢性期、恢复期患者向下转诊渠道，逐步实现不同级别、不同类别医疗机构之间的有序转诊。

3. 急慢分治　明确和落实各级各类医疗机构急慢性病诊疗服务功能，完善"治疗—康复—长期护理"的服务链，为患者提供科学、适宜、连续性的诊疗服务。急危重症患者可以直接到二级以上医院就诊。

4. 上下联动　引导不同级别、不同类别医疗机构建立目标明确、权责清晰的分工协作机制，以促进优质医疗资源下沉为重点，推动医疗资源合理配置和纵向流动。

（二）明确各级各类医疗机构功能定位

城市三级医院主要提供急危重症和疑难复杂疾病的诊疗服务。城市三级中医医院充分利用中医药（含民族医药）技术方法和现代科学技术，提供急危重症和疑难复杂疾病的中医诊疗服务和中医优势病种的中医门诊诊疗服务。城市二级医院主要接收三级医院转诊的急性病恢复期患者、术后恢复期患者及危重症稳定期患者。县级医院主要提供县域内常见病、多发病诊疗，以及急危重症患者抢救和疑难复杂疾病向上转诊服务。基层医疗卫生机构和康复医院、护理院等为诊断明确、病情稳定的慢性病患者、康复期患者、老年病患者、晚期肿瘤患者等提供治疗、康复、护理服务。

医药卫生体制改革是涉及千家万户的大事，近年来，通过持续深化，推动从"以治病为中心"向"以人民健康为中心"的转变，着力解决看病难、看病贵问题，不断提高基本医疗卫生服务的公平性、可及性，建成全世界最大、覆盖全民的基本医疗保障网。

（孙　健）

第二节　家庭医生签约服务与双向转诊

家庭医生签约服务是家庭医生团队通过签约的方式，以家庭为单位、以居民健康为中心，为签约家庭提供全方位、全周期的健康服务。该服务制度最早起源于英国,被世界卫生组织认为是"最经济、最适宜"的医疗卫生制度。"基层首诊、双向转诊、急慢分治、上下联动"是我国为推进分级诊疗制度提出的一项重要举措,根据疾病的轻、重、缓、急和治疗的难易程度进行分级,让不同程度的疾病由不同级别的医疗机构承担,实现对医疗卫生资源的合理配置。

一、家庭医生签约服务

(一)我国开展家庭医生签约服务的背景与政策支持

为应对人口老龄化压力,积极响应分级诊疗制度,促进医疗卫生工作重心向下转移,2016 年 5 月,国务院医改办等七部门联合发布《关于推进家庭医生签约服务的指导意见》,提出要逐步转变基层医疗卫生服务模式,实行家庭医生签约服务,自此家庭医生签约服务在全国范围内开展。该文件对于签约服务主体、服务内容、收付费机制、签约激励机制、考核、技术支持和组织实施等方面提出了相关要求,并设置了主要目标。文件要求,2016 年,在 200 个公立医院综合改革试点城市开展家庭医生签约服务,力求在服务方式、服务内容、收付费、考核、激励机制等方面实现突破。服务人群优先覆盖老年人、孕产妇、儿童、残疾人等人群,以及高血压、糖尿病、结核病等慢性病和严重精神障碍患者等。到 2017 年,家庭医生签约服务覆盖率达到 30% 以上,上述重点人群签约服务覆盖率达到 60%以上。

2022 年 3 月,国家卫生健康委等六部门印发《关于推进家庭医生签约服务高质量发展的指导意见》,该文件总结了我国近年来家庭医生签约服务的经验与不足,对签约覆盖率、医疗卫生服务内容、服务方式和保障机制等方面提出了新的要求,要求积极发挥家庭医生"健康守门人"的作用,建立家庭医生制度,促进家庭医生签约服务制度高质量发展。

(二)家庭医生团队

家庭医生团队主要由全科医生(家庭签约医生)、护理人员、公卫人员等组成。全科医生一般负责统筹团队全面工作,确定签约家庭及居民的主要健康问题,负责团队内部人员的绩效考核等;护理人员一般负责掌握签约居民基本健康情况,协助医生对签约居民进行健康管理,做好签约居民的诊前和诊后服务;公卫人员一般负责掌握居民基本健康情况,建立并完善健康档案,协助全科医生做好签约居民管理。在团队管理方面,强调职责明确和团结协作,提高整个团队的业务技能水平,并注重绩效考核管理。

(三)家庭医生签约服务内容

家庭医生签约服务一般包括基本医疗服务、公共卫生服务和健康管理服务。基本医疗服务包含常见病与多发病的诊治、合理用药、就医路径指导、转诊等方面;公共卫生服务包含国家基本公共卫生服务项目和规定的其他公共卫生服务;健康管理服务则是根据签约家庭的情况与需求制订一些个性化服务内容,如定期健康评估与检查、康复医疗、家庭病床、家庭护理、疾病预防、远程健康监测等。在现有的服务内容框架内,家庭医生团队可适当增加服务内容,可以发挥中医与中药在预防保健等方面的作用,满足签约居民的多元化需求。

(四) 吸引居民签约

《关于推进家庭医生签约服务的指导意见》提出,各地区要通过就医、转诊、用药、医保等方面吸引居民签约。如在就医方面,家庭医生团队要不断完善服务模式,可根据协议内容为签约居民提供各种形式的服务,如全程服务、上门服务、错时服务、预约服务等。在转诊方面,通过医院给予家庭医生团队一定数量的专家号、预约号、预留床位等方式,方便签约居民就诊。二级以上医院的全科医学科或指定科室对接家庭医生转诊服务,为转诊患者建立绿色转诊通道。在用药方面,对于签约的慢性病患者,家庭医生可酌情延长单次配药量,减少就医频次。对于上级医疗单位下转的患者,可根据患者病情与上级医疗单位医嘱按规定开具处方。在医保方面,实行差异化的医保支付政策,引导居民到基层就诊。

二、首诊与双向转诊

(一) 基层首诊与双向转诊的概念

基层首诊是指在政策引导下,坚持居民自愿的原则,鼓励常见病、多发病患者首先到基层医疗卫生机构就诊,若超出基层医疗卫生机构的职能或服务能力,则由基层医疗卫生机构为患者提供转诊服务。

双向转诊是指根据患者病情的发生发展,在上下级医疗卫生机构之间、专科与综合医院之间进行转院治疗的过程。下级医疗卫生机构将超出诊治范围或继续在本机构治疗存在困难的患者转院至上级医疗卫生机构治疗;经上级医疗卫生机构治疗后,病情稳定的患者可转至下级医疗卫生机构继续治疗或康复治疗;根据患者病情的发生发展,综合医院与专科医院之间也可互相转院治疗。

除了基层首诊与双向转诊外,国务院办公厅在 2015 年 9 月印发的《关于推进分级诊疗制度建设的指导意见》中还提出了急慢分治和上下联动的概念。急慢分治是指明确各级各类医疗卫生机构的急慢性病诊疗服务功能,为患者提供科学、连续、适宜的服务,急重症患者可以直接到二级以上医院就诊。

(二) 首诊与双向转诊流程

1. 首诊与向上转诊　首诊家庭医生团队评估患者的病情是否符合向上转诊的条件,对于符合条件的患者提出转诊建议并征求患者同意,然后家庭医生团队与定点医院或适宜的综合/专科医院联系,交流患者病情并提出向上转诊,填写转诊单。在进行转诊的准备工作时,首诊医生要向患者说明向上转诊相关注意事项,准备好患者的病历档案,做好转诊交接工作。

2. 上级医疗机构诊疗　患者携转诊单至指定医院科室就医,医院根据患者病情完善相关检查和病历资料,明确诊断,制订治疗方案。若患者需要进行较长时间的住院治疗,首诊医生团队还需与医院就患者病情定期进行沟通交流。

3. 上级医疗机构向下转诊　患者经上级医疗机构治疗后病情稳定,符合向下转诊的条件,上级医疗机构医生向患者提出向下转诊建议并征求患者同意后,与家庭医生团队交流并提出向下转诊,填写转诊单。在向下转诊过程中,上级医疗机构医生需向患者说明向下转诊相关注意事项,准备诊疗过程中的各种病历资料、下一步治疗方案和注意事项等,与家庭医生团队做好交接工作并对后续治疗方案进行相关指导。

（三）首诊与双向转诊的意义

1. 有利于解决"看病难、看病贵"的现象　通过基层首诊与双向转诊,将常见病、多发病患者的诊治留在了基层医疗卫生机构,缓解了"小病"去大医院就诊的现象,节省了费用。双向转诊通道不仅给予了真正需要在大医院就诊的患者一个便利的就诊途径,还缩短了患者在大医院的候诊时间与住院时间。

2. 推动医疗资源均衡布局　基层首诊与双向转诊可以将患者有序分流,将大部分常见病、多发病患者留在基层,减少了大医院的诊疗压力,使大医院可以集中资源进行疑难杂症的诊治和开展科研工作。同时,我国也在推进医联体建设,加快补齐基层医疗短板,推动医疗资源下沉。

3. 有效缓解医患矛盾　造成医患关系紧张的原因主要是医患之间的信息不对称。比如患者直接前往大医院就诊,往往挂号排队等待时间较长,而得到的诊疗时间却较短,加之交流较少,很容易让患者产生误会与猜忌。基层首诊与双向转诊在一定程度上为患者提供了合适的就医环境,合理地利用了医疗资源,加深了医患之间的沟通与理解。基层全科医生为患者提供以人为中心的长期综合性、负责式照顾,更加容易建立起稳定与相互信任的医患关系。

（王晓伟）

第三节　以社区为导向的基层医疗卫生服务

社区由一定人群、一定地域、生活服务设施、文化背景及管理机构等基本要素构成,而这些基本要素则影响了社区共同的健康行为。人类在经历了数个世纪疾病与瘟疫的磨难后,清楚地认识到疾病控制不是仅靠某一位医生或某一家医院的努力就可以做到的,社区的群防群治更为重要。从此,社区医学迎来了发展阶段,开始了一系列以社区为导向的医学研究。随着社会经济的发展、疾病谱的改变,其对全科医生的要求也在变化,全科医生要深入社区,主动关心居民个人健康问题及全社区健康问题,有针对性地开展社区卫生服务。

一、以社区为导向的基层医疗的概念及起源

（一）以社区为导向的基层医疗的概念

以社区为导向的基层医疗（community oriented primary care，COPC）是基层医疗的一种服务形式，是社区医学及家庭医学的有机结合，是全科医学不同于其他专科的独特理念，是全科医生开展以社区为导向的健康照顾的主要方式。COPC 是指在基层医疗服务中重视影响社区人群健康的危险因素，将单一的临床治疗扩大至整个社区层面来提供相应的服务。全科医生在开展社区居民个人健康照顾的同时，更要关注社区居民的整体健康，努力解决社区存在的主要健康问题。例如：对一个高血压患者来说，防治目标主要是控制患者血压，预防并发症，进行综合评估和健康指导；但对于一个社区的高血压人群，社区高血压管理在于通过调查高血压患者的血压控制率、达标率，找到影响因素，从而制订有针对性的干预方案，提高血压控制率及达标率，预防并发症的发生。

（二）以社区为导向的基层医疗的起源

COPC 的雏形可以追溯到 20 世纪 20—30 年代，是以色列的 Dr. Sidney L. Kark 根据在以色列及南非地区开展的以社区为导向的综合性医疗和预防服务的经验，总结并推荐的基层医疗模式。他们通过掌握社区的卫生情况、人口、人群行为及环境等特点，有针对性地提供预防、治疗和健康教育等服务，取得了良好效果，成功地证明了 COPC 的有效性。随后，COPC 概念及方法被美国、英国等其他国家引入，获得了多数学者和医生的认同。COPC 在 20 世纪 80 年代的美国兴起并迅速发展。目前，许多国家的基层医疗机构都广泛开展 COPC 计划，COPC 已经显示出它巨大的影响力。

二、以社区为导向的基层医疗的基本要素

一般来说，COPC 的三个基本要素包括基层医疗、社区人群以及解决问题的过程。实施 COPC 需要开展了基层医疗的社区基层医疗机构，确定目标人群，通过社区卫生诊断确定社区的主要健康问题和影响健康的危险因素，制定干预健康问题和健康危险因素的可行措施，合理运用社区内各项资源组织实施过程，并进行干预效果的监测及评价。

三、以社区为导向的基层医疗的实施

实施 COPC 需要通过社区卫生诊断确定社区中的主要健康问题，因此，社区卫生诊断是 COPC 实施过程中非常重要的一环。

1. 社区卫生诊断的概念　社区卫生诊断又称社区需求评估，是运用人类学、流行病学、社会学等定性或定量的方法，收集社区居民健康状况、社区资源及

卫生状况等相关资料进行分析研究,从而确定社区存在的健康问题及其影响因素的过程。社区卫生诊断是医学发展的一个重要标志。

2. 社区卫生诊断在健康管理服务中的意义

(1) 社区卫生诊断是全科医生全面掌握社区居民健康状况的重要工具之一。在实施健康管理服务中,全科医生要为社区居民提供连续性、协调性、综合性的高质量卫生服务。只有充分了解居民个人和家庭的背景资料,建立完整的居民健康档案,才能正确理解和判断居民或患者所提出的问题。

(2) 完整的居民健康档案反映了居民心理、社会等各方面的问题,具有逻辑性、连续性等特点。

(3) 完整的居民健康档案是珍贵的科研资料。社区卫生诊断是一个连续性动态的过程。在这个过程中,整个社区、每一个家庭和每一位居民的健康资料被不断地调查和储存。对这些资料进行动态分析,有利于研究健康和疾病发生和发展的规律,为制定卫生政策提供理论支持。

(4) 完整的居民健康档案同时还是司法工作的重要参考资料。

(5) 社区卫生诊断是社区卫生服务示范区建设的重要考评指标。

3. 社区卫生诊断的内容 主要包括社会学诊断、流行病学诊断、行为与环境诊断、教育与组织诊断和管理与政策诊断。

(1) 社会学诊断:①社区特点,分为社区类型、地形、自然资源、民俗、信仰。②社区自然环境状况,包括环境污染、工作环境及家庭环境卫生状况等。③社区人文社会环境,如家庭结构、文化生活、教育水平等。④社会经济状况,包括社区经济发展状况、人均收入、消费水平、医疗费用支付比例和支付方式。⑤群众对卫生服务的需求及满意度。

(2) 流行病学诊断:①人口学特征,其内容包括人口数量及人口构成。②疾病谱、孕产妇死亡率及婴幼儿死亡率。③居民现患疾病情况,如居民慢性病患病率、不同疾病的门诊就诊率、住院天数等。④疾病负担状况,如不同病因的潜在减寿年数(PYLL)、伤残调整生命年(DALY)、伤残调整期望寿命(DALE)等。

(3) 行为与环境诊断:主要明确健康问题的相关因素。慢性病相关危险因素包括烟、酒、超重、缺乏锻炼、膳食结构不合理、高血压、高血脂、性格特征、生活与工作的紧张度,还包括社区居民对慢性病相关知识的掌握程度、治疗依从性等。

(4) 教育与组织诊断:教育诊断主要是在行为和环境诊断的基础上,对开展健康教育的有利因素及不利因素进行综合分析。组织诊断主要是了解社区组织结构、政府管理系统、志愿者或慈善组织等非政府组织之间功能分工、关系,此外还包括对疾病防治机构构成及人员现状进行分析。

（5）管理与政策诊断：管理诊断是评估可利用的资源（包括人力、物力、财力等）、组织管理水平、资源的配比及质量等。政策诊断是评估对 COPC 有影响的政策、法律法规等，以及它们的执行情况和覆盖面。

4. 社区卫生诊断的实施步骤　社区卫生诊断的实施流程包括设计准备、收集和统计资料、分析报告，具体分以下 5 个步骤。

（1）确定社区卫生诊断的目的：其目的既可以是普适性的也可以是特异性的，前者是指对整个社区卫生工作展开的全面社区卫生诊断，后者则是针对社区某个特定时期或特定人群、特定区域开展的社区卫生诊断。不同时期、不同区域开展社区卫生诊断的目标和诊断内容是不同的。社区卫生诊断的主要内容包括：①了解所在社区居民的健康需求，找出社区的主要健康问题；②找出影响社区居民健康的因素；③掌握和评价所在社区资源，评估该社区解决健康问题的能力；④根据影响社区居民健康的健康问题的重要性、可被干预程度、居民需求和可利用的社区资源，决定解决问题的优先顺序；⑤制订干预计划，并评价计划的执行情况。

（2）确定社区和目标人群：目标社区可以根据不同地理区域来界定，如某街道或某单位等，目标人群可以根据社区卫生诊断的目标和内容来确定，如社区全人口或老年人等。

（3）收集资料：根据目的收集资料，资料应详尽、真实，为对社区卫生诊断有较高利用价值的客观数据。资料收集方法包括：

①现有资料的收集：社区现有资料包括日常统计报表、经常性工作记录、既往做过的调查等。②定量资料的收集：一般采用流行病学现况调查方法，可以通过普查或抽样调查获得。一般采用问卷调查、体格检查和实验室检查等测量方法来收集资料。③定性资料的收集：多采用专题小组讨论、鱼骨图分析法等社会学调查方法获得居民想法、感受等方面的较深层反映的信息，可用于收集居民的健康需求、满意度等方面的资料。

（4）整理和分析资料，确定需优先解决的健康问题：通过收集来的资料进行统计分析。通过研究存在的健康问题的普遍程度、重要程度、紧迫程度、可被干预程度及社会效益，来确定社区内主要健康问题和影响健康的危险因素。

（5）撰写诊断报告：社区卫生诊断报告的基本内容应包括 6 方面。①社区的基本情况、经济文化情况和社区的环境状况，如社区总面积的人口数、社区人均收入、医疗保险覆盖率、学历分布等；②本次调查的目的、内容、方法及目标人群；③调查的结果与分析；④诊断出的优先健康问题及其危险因素和可干预的高危人群；⑤确定解决主要健康问题时可利用的社区资源；⑥提出解决健康问题的措施和建议。

5. COPC 实施的步骤 首先是确定社区及目标人群;其次是确定社区中存在的主要健康问题,以及需要优先解决的顺序;然后是制订社区干预计划并实施;最后是进行效果评价。

(1) 确定社区以及目标人群:实施 COPC 时,首先是要明确实施 COPC 的社区范围。然后确定社区中的目标人群,根据社区卫生诊断的主要内容收集相关信息。同时,还要明确实施 COPC 的基层医疗单位,如某社区卫生服务中心。

(2) 评价目标人群的健康状况,确定社区主要健康问题:根据收集的相关信息和资料,全科医生运用流行病学、社会医学、人类学等方法进行分析研究,找出该社区人群存在的健康问题及影响健康的主要危险因素、目前社区卫生服务状况及可利用的卫生资源等。这一环节就是社区卫生诊断过程。

(3) 确定需要优先解决的健康问题:社区人群中存在的健康问题不是单一的,而是多样的。一次性对调查出的全部健康问题进行干预是不现实的,因为这需要消耗大量的人力、物力和财力。因此,根据健康问题的严重性、普遍性、可控性进行综合排序,同时还需要考虑社区可利用资源、社区解决问题的能力和社区居民的需要,来确定需要优先解决的健康问题和危险因素。

(4) 制订社区干预计划:确定了优先解决的健康问题后,就需要对影响健康的危险因素进行分析。再根据危险因素的重要程度及可被干预的程度,确定影响本社区的优先健康问题的主要危险因素;如危险因素的重要程度及可被干预程度均高则应优先干预,而重要程度高但可被干预程度低的情况就需要权衡其干预效果。随后应制订社区干预计划,内容包括确定干预目标、目标人群、干预时间、干预措施、实施干预的机构和负责人等。干预计划应详细、具体,其目标明确、易于操作,责任可落实到位。

(5) 计划实施:计划实施过程可分为工作准备、布置任务、实施和评价四个步骤。首先,计划实施前,应建立各种质量控制指标和评价方法,加强质量监控管理,以便提高干预效果。同时还需要在社区中进行广泛的动员和宣传,取得社区居民和社区管理机构的认可,最大程度地调动居民的积极性,使其主动参与计划实施的过程中来。其次,要积极与各相关职能部门沟通、磨合,获得最大程度的支持,充分利用各种资源,在实施过程中形成一个居民、全科医生、社会工作者、管理者共同参与的实施团队,保障干预计划顺利、有效地实施。最后,在计划实施过程中要及时追踪、检查、评价实施效果,及时发现问题、及时调整计划实施方案。

(6) 效果评价:COPC 实施的最后一步是项目评价,是整个计划的一个重要组成部分。根据已经确定的目标,对整个实施过程、适合程度、效率、费用、效果等多个方面进行分析评价,判断是否已达到设定的目标,达到何种程度。这些评价可为计划制订者和参与者提供具有重要参考价值的反馈信息,有利于改进和调整项目的实施。效果评价包括过程评价、效果评价和效应评价三个部分。

过程评价贯穿于整个实施过程的每一阶段,旨在通过监测和评价计划实施的每一阶段的进展情况、干预的效果等进行反馈,通过反馈的信息及时了解目前进展情况,及时调整偏差,这是关系到干预措施是否成功的非常重要环节。

效果评价是评价是否达到干预的目的,以评价效果为主,用计划实施前制订的各种质量控制指标和评价方法来评价项目是否已经满足计划的要求,如居民关键行为的改善、居民的满意度、政策的变化、成本效益分析以及效果分析,即评价干预计划执行后的最直接效果。

效应评价是评价项目实施后的长期效果,如该社区某一疾病的发病率、患病率、控制率、疾病死亡率的变化,或社区居民的健康状况是否改变,生命周期和生命质量是否得到延长和提高。

COPC 的实施应重点强调过程评价和近期效果评价。评价应包括正面和负面两个方面的影响,还应包括总体评价和分类评价。

6. COPC 的实施阶段　实施 COPC 是一个持续改进、不断发展完善的过程,全科医生应不断更新知识和提升服务技能,转变服务理念。根据 COPC 实施情况分为 5 个发展阶段或等级。

0 级:无社区的概念,对所在社区的健康问题完全不了解,仅对来医疗机构就医的患者提供非连续性的照顾。

1 级:有所在社区的健康统计资料,并有所了解,但社区个人健康问题的资料缺乏,根据医生个人主观决定健康问题的优先顺序及解决方案。

2 级:对所在社区的健康问题有一定了解,拥有通过间接调查获得的社区健康问题资料,有制订计划和评估的能力。

3 级:通过社区调查或个人健康档案建立,掌握所在社区 90% 以上居民个人健康状况,并针对社区内健康问题采取措施,但干预策略缺乏优先顺序。

4 级:所在社区内每一位居民均建立个人健康档案,并掌握了居民个人健康问题,能采取有效的预防及治疗措施,已建立社区内正式的健康问题收集渠道和评价系统,具有解决社区健康问题的能力及协调社区资源的管理能力。

四、以社区为导向的基层医疗实施中的困难与障碍

COPC 是全科医生提供社区健康照顾的重要手段,是全科医疗的综合性及协调性服务的充分体现,COPC 的顺利实施需要团队的合作,同时还需要社区的参与。

COPC 是改善社区基础卫生服务质量的一种重要方法,在全科医疗的实践中得到了进一步的发展,但是在 COPC 的实施过程中仍然存在诸多困难与障碍,影响 COPC 的顺利实施。主要体现在以下几个方面。

1. 目前在基层医疗机构的全科医生对 COPC 概念认识不足,提供 COPC 的服务能力不足。

2. 参与 COPC 实施的相关机构组织及人群,如政府及行政管理部门、各级医疗卫生服务机构、社区管理部门、社区居民等,对 COPC 的重要性认识不足,相互协作差,使得 COPC 过程无法顺利实施。

3. 经费补充困难,现有的社区公共卫生经费难以满足 COPC 发展的实际需要。

五、我国基层医疗卫生服务及相关政策

一直以来,我国高度重视基层医疗卫生服务体系的建设,"以基层为重点"是全国卫生与健康工作方针之一。新医药卫生体制改革的五大重点中包含基层医疗的内容的有四项,分别为基层医疗卫生服务体系、基本医疗保障制度、基本药物制度、基本公共卫生服务等,为基层的需求保障与能力建设提供政策依据。国家现仍不断出台各种相关政策为基层医疗体系建设保驾护航。

1997 年 1 月 15 日,中共中央、国务院印发《关于卫生改革与发展的决定》,明确了新时期的卫生工作方针是以农村为重点,预防为主,中西医并重,依靠科技与教育,动员全社会参与,为人民健康服务。文件指出,要积极发展社区卫生服务,逐步形成功能合理、方便群众的卫生服务网络。基层医疗卫生机构要以社区、家庭为服务对象,开展疾病预防、常见病与多发病的诊治、医疗与伤残康复、健康教育、计划生育技术服务,以及妇女儿童与老年人、残疾人保健等工作。

2006 年 2 月,国务院印发《关于发展城市社区卫生服务的指导意见》,文件提出要大力发展社区卫生服务,构建以社区卫生服务为基础、社区卫生服务机构与医院和预防保健机构分工合理、协作密切的新型城市卫生服务体系。

2006 年 10 月,中国共产党第十六届中央委员会第六次全体会议通过《中共中央关于构建社会主义和谐社会若干重大问题的决定》,首次明确提出"建设覆盖城乡居民的基本卫生保健制度"的目标。

2009 年 3 月 17 日,中共中央、国务院印发《关于深化医药卫生体制改革的意见》,提出了深化医药卫生体制改革的总体目标是建立健全覆盖城乡居民的基本医疗卫生制度,为群众提供安全、有效、方便、价廉的医疗卫生服务。文件提出,大力发展农村医疗卫生服务体系,完善以社区卫生服务为基础的新型城市医疗卫生服务体系。该文件的发布标志着我国医药卫生体制改革正式进入新阶段。

2010 年 12 月,国务院办公厅印发《关于建立健全基层医疗卫生机构补偿机制的意见》,提出建立健全稳定长效的多渠道补偿机制,调动基层医疗卫生机构和医务人员积极性。

2015 年 9 月,国务院办公厅印发《关于推进分级诊疗制度建设的指导意见》,文件指出建立分级诊疗制度是合理配置医疗资源、促进基本医疗卫生服务

均等化的重要举措,明确了以强基层为重点完善分级诊疗服务体系及建立健全分级诊疗保障机制两大工作方向。

2016 年 6 月,国务院医改办、国家卫生计生委、国家发展改革委、民政部、财政部、人力资源社会保障部和国家中医药管理局联合印发《关于推进家庭医生签约服务的指导意见》,这是第一份关于家庭医生签约服务的文件。文件认为,推进家庭医生签约服务是新形势下保障及维护群众健康的重要途径,为群众提供长期签约式服务,有利于转变医疗卫生服务模式,推动医疗卫生工作重心下移、资源下沉,为实现基层首诊、分级诊疗奠定基础。

国务院办公厅于 2018 年 1 月 24 日印发《关于改革完善全科医生培养与使用激励机制的意见》,明确指出加快培养大批合格的全科医生,对于加强基层医疗卫生服务体系建设、推进家庭医生签约服务、建立分级诊疗制度、维护和增进人民群众健康,具有重要意义。

2019 年 4 月,国家卫生健康委办公厅印发《关于做好 2019 年家庭医生签约服务工作的通知》,对促进家庭医生签约服务提质增效进行了规定。指出要根据基层服务能力和签约服务保障政策落实情况,确定年度工作目标,提升基层医疗服务能力,改善其服务质量,满足签约居民的健康服务的需求,提高签约居民感受度,丰富家庭医生签约服务的内容和形式等。

2021 年 6 月 17 日,国务院办公厅印发《关于印发深化医药卫生体制改革 2021 年重点工作任务的通知》,以国务院文件的形式确定了实施医学专业高校毕业生免试申请乡村医生执业注册政策。

2021 年 7 月 13 日,国家卫生健康委、财政部、中医药局联合印发《关于做好 2021 年基本公共卫生服务项目工作的通知》,文件中要求各地要科学合理分配乡村两级基本公共卫生服务任务。

2022 年 3 月 15 日,国家卫生健康委等六部门联合印发《关于推进家庭医生签约服务高质量发展的指导意见》,在确保服务质量和签约居民获得感、满意度的前提下,循序渐进积极扩大签约服务覆盖率,逐步建成以家庭医生为健康守门人的家庭医生制度。到 2035 年,签约服务覆盖率达到 75% 以上,基本实现家庭全覆盖,重点人群签约服务覆盖率达到 85% 以上,满意度达到 85% 左右。

2022 年 5 月 25 日,国务院办公厅印发《关于印发深化医药卫生体制改革 2022 年重点工作任务的通知》,指出要落实和完善村医待遇保障与激励政策;加强基层医疗机构和家庭医生(团队)健康管理服务,推广长期处方服务并完善相关医保支付政策。力争实现全部社区卫生服务中心和乡镇卫生院设置中医馆、配备中医医师。

(王雅纯)

第三章　全科医疗中的医患关系与人际沟通

第一节　医患关系及其影响因素

随着中国居民健康需求的日益提高和公民法律意识的不断增强，由医疗所引发的一系列问题引起了社会的广泛关注，其中，营造和谐的医患关系是保障中国卫生事业健康发展、维护人民群众健康的基本前提。良好的医患关系可增强患者对医务人员的信任感，促进医疗干预的有效实施，保障医疗干预的效果。相反，医患关系紧张，不仅可能妨碍对患者施治，而且可能危害医务人员的利益，影响社会的稳定。全科医疗中的医患关系是共同参与的互动关系，是全面照护的协同关系。

一、医患关系

（一）医患关系的定义及内容

医患关系是指在医疗实践中发生的医务人员群体与患者及其代言人之间的特殊社会人际关系。"医"是指包括医生、护士、药检与管理等人员在内的医务人员群体，"患"是指患者或有直接或间接联系的亲属、监护人员以及其所在的工作部门、单位等群体。简言之，医患关系是以增进健康、消除疾病为目的，以医生为主体的人群与以求医者为中心的人群间的关系。

著名医史学家西格里斯曾对医患关系作出了精辟论述：医学的目的是社会的，它的目的不仅是治疗疾病，使某个机体康复；它的目的是使人调整以适应他的环境，作为一个有用的社会成员。每一个医学行动始终涉及两类人：医生和患者，或者更广泛地说，医学团体和社会，医学无非是这两群人之间多方面的关系。这里把医生和患者的关系看成是整个医学最本质的东西，高度评价了医患关系的重要性。

医患关系的内容表现为两个方面：一是医患关系的非技术方面，即与医生诊疗技术和方法无关的"纯"人际关系，确切地说，就是医务人员的服务态度、医德医风的表现而引发的医患关系现象。医患关系非技术方面实际上体现了社会人际关系最普遍、最基本的原则，就是人与人之间的平等、尊重、信任及诚实。没有此基础，任何人际关系都不可能很好地维系。社会对医生的品格期望很高，医务人员的服务态度对患者的治疗效果有较大的影响。因此，医患关系的非技术方面是目前医患关系的主体。二是医患关系的技术方面,是指在诊疗过程中,医务人员与患者及家属围绕诊疗技术性的问题建立的关系,如征求患者对治疗的意见、讨论治疗方案等。

(二) 医患关系的模式及特点

医患关系模式是基于医患关系中的技术方面和非技术方面而概括总结出来的医患之间相互影响、相互作用的基本样式,反映了医务人员看待和处理医患关系总的观点和根本方法。1956年,美国医生萨斯和荷伦德提出了"医患关系的基本模式"。根据医生和患者地位、作用等,医患关系的基本模式分为主动-被动型、指导-合作型、共同参与型。

1. 主动-被动型 医生完全主动,患者完全被动。这是一种传统的医患关系类型,医生的权威性不受任何怀疑,患者不会提出任何异议,适用于急诊治疗、严重创伤、大出血或休克昏迷等。这种模式中患者的利益由医生的良知来保证,医生必须始终将患者的利益放在首位。不过近年来随着对权利意识的增强,人们认为这种医患关系的模式破坏了对患者自主权的尊重和价值观的考虑。医生权威式的模式对全科医学服务而言大多是不合适的。

2. 指导-合作型 医生和患者都具有主动性。这是一种现代医患关系基础的模型。医患间存在着相互作用,患者因某些症状,如急性感染,主动寻求医生帮助。医生则告诉患者做什么,并期望患者对指令性的治疗服从、合作。

3. 共同参与型 医生与患者的主动性等同,共同参与医疗的决定与实施,两者有着近似相等的权利和地位。医生此时的意见常常涉及患者的生活习惯、方式及人际关系调整,患者的配合和自行完成治疗显得尤为重要。这种模式要求医生尽其道义上的职责,在作出医疗决策时充分考虑患者的利益,给予患者较多的决定权,并帮助患者实现这些权利。而患者则应该充分尊重、信任医生,把自己的健康和生命托付给医生。这种医患关系是医学各科,特别是临床医学学科应有的医患关系模式。对于全科医学而言,几乎是只能采取的唯一可行的医患关系模式。

二、全科医疗中的医患关系

随着人们物质文化生活水平的提高,人们呼唤人性化的医疗服务回归,希望医生能成为他们的朋友,在他们患病或沮丧时能够给予体贴的、可亲近性的照顾。全科医学正是在这一前提下应运而生的。全科医生应该成为患者和他们家庭的朋友。因此,全科医疗的医患关系有别于专科医疗的医患关系。

(一) 全科医疗中医患关系的特点

从形成的动机角度,专科医疗的医患关系是随着患者的就诊而形成,对医生而言,医患关系的形成是被动的;而对于全科医疗,只要居民入住所辖范围,全科医生就有义务去积极了解居民健康状况,建立居民健康档案,医患关系的形成是主动的。从患者管理周期角度,专科医疗的医患关系一般是一过性的人际关系,是在门诊及住院诊疗接触过程中形成和建立的,是短暂的,可能随着患者健康问题的解决或疾病的恢复而告终;全科医疗是面对社区居民全生命周期的健康管理,其医患关系长期且持久。从病种管理角度,专科医疗医患关系往往建立在针对某一种或几种疾病的诊疗基础上;而社区家庭医生要以居民个体为对象,负责居民疾病的预防、治疗、管理、健康教育、生活指导乃至临终关怀等全方位的医疗保障。因此,全科医疗中的医患关系不仅具备其他专科医患关系的基本属性,还具有其自身的特点和优势。

首先是共同参与的互动关系。全科医学强调以人为本、以健康为中心,将患者置于其家庭背景和社区环境中,运用家庭力量、社会人际关系等协同解决其健康问题。全科医生与居民进行沟通时,要鼓励居民积极主动地参与交流,通过开放性提问等沟通技巧尽可能多地了解其性格特点、生活习惯、家庭结构、人际关系、经济状况、工作性质等方面情况,与其共同分析存在的健康危险因素,并提供个体化建议。另外,多数就诊者为慢性病患者,他们在长期的诊疗过程中积累了很多经验,对疾病形成了一定的认识和理解,能够更好地与全科医生进行互动。

其次是全面照护的协同关系。全科医生大多面对的是未分化期疾病、慢性病、心理疾病等方面的健康问题,对此,全科医生提供的基本医疗服务应主要定位在照护上,并且是全生命周期的。全科医生应该调动各种积极因素,帮助患者制订诊疗方案、预防并发症、疏解负面情绪、指导合理饮食和良好生活习惯。全科医生要让服务对象客观地认识这些疾病,学会并善于与所患疾病更好地相处。

(二) 建立与维护良好医患关系的有效策略

全科医生不仅具备处理常见疾病的能力,而且善于处理个人、家庭和社区的许多社会与文化问题。全科医生在社区工作,独立性非常强,缺乏医院和高科技技术的支撑,但这并不意味着全科医生就无计可施了。事实上,可供全科医生选择的医疗干预措施非常多,除了药物和手术干预之外,还包括心理咨询、社会支持、叙事医疗、艺术治疗等。这些技术中有很多已经超出了传统生物医学的范畴,它们具有共同的特征,就是贴近居民的需要、成本低、人性化。上述全科医疗服务的特性,造就了全科医生平易近人、和蔼可亲的形象。因此,全科医生良好的职业素养、优质高效的医疗服务、以患者为本的理念、充分有效的沟通以及自身的良好形象都是建立和维护良好医患关系的有效策略。为了建立良好的医患关系,全科医生应该注意遵循以下原则:

1. 相信医患之间可以建立彼此信任的关系,患者是可以交流、沟通的。

2. 不以医生本人的价值取向评判患者的价值观和生活态度,尊重患者的人格、信仰和文化。

3. 从生物-心理-社会的医学模式出发,充分理解患者的疾病行为和情绪反应。

4. 在诊断和治疗过程中,以人文关怀的态度给予患者切实的医疗帮助。

5. 理解医患关系是一个动态的关系,医生应根据情况适时作出调整。

6. 医患关系是围绕着疾病的诊疗而形成的,也只应局限于求医和提供医疗帮助的过程,不能发展任何超出此范围的人际关系。

在此基础上,医生应将患者的利益放在首位。医生和医院除了为患者提供医疗服务外可能还有其他的目的,如教学或医学研究等,但这些绝不能高于患者的利益。医生应理解对患者人格的尊重是其职责所在。相互尊重是人际关系的基础,当患者的身体、心理受到疾病的侵害,而医疗的过程可能带来风险时,患者更需要来自医生的呵护和尊重。患者应该信任医生,尊重医生对纯技术性问题的决策,并理解医生这样做并不影响自己独立自主的人格,从而主动地接受医生的建议。

全科医疗有其独特的临床交流咨询过程,通过有效的沟通使医生和患者逐渐建立积极的医患关系。全科医生与患者的每次接触都能提升医患之间的了解,分享以前诊疗中的经验,不仅具有治疗作用,还有利于医患关系的发展。

三、医患关系的影响因素

良好的医患关系是取得满意医疗效果的关键,这在全科医学医疗服务中尤为重要。医患关系的好坏取决于下列因素。

1. 医生的态度　传统上,医生在诊疗过程中占主导地位。所以医患关系的好坏也主要在医生方面。当医生表现出亲切、关怀、真诚与负责时,很容易取得患者的信赖从而建立良好的关系。医生的同情心、同理心是建立良好的医患关系的基础。医生的态度受到其本身人格特质(包括世界观、人生观、道德修养、医疗能力及其对职业与生活满意度)的影响。其中,医生的道德修养即医德,是最为关键的影响因素。

2. 患者的态度　医患关系是双向的行为。患者对医患关系所持的态度亦受其人格特质的影响,与医生不同的是,医生以医疗为职业,对医患关系形成了一个固定的理念,而患者只是在生病时面临着医患关系的问题,所以患者对医患关系的态度亦取决于其对疾病的认知程度。患者对疾病的认知取决于其文化背景、健康信念、经济基础、社会地位及个人经验等。当然,由于医患关系是双向的,患者的态度亦受医生态度的影响。因此,从全科医学的立场而言,医生应为建立良好的医患关系而努力。

3. 强化角色意识　在医患交往过程中,医生要时刻清醒地意识到自己的社会角色,并按社会对自己所赋予的期待去从事医疗工作中的各项活动。医生应力求做到医术精湛、医德高尚,尊重客观实际,这样自然而然就会成为患者心目中具有权威、值得信任的人,使医患关系得到较大改善。

4. 充分理解患者　患者是医疗服务的对象,是医患关系的主要方面。在建立与发展医患关系的过程中,医生必须对患者平素的心理活动特点以及患病后的心理行为变化有所了解,有针对性地调动和发挥患者的积极主动性,解决具体问题。

5. 协调社会关系　医患关系不只是医患双方的简单关系。它处于复杂的社会人际网络之中,医生应该认识到社会关系对患者的影响力。在与患者家属、领导及亲朋好友的接触中,医生要注意自己的言行举止,避免产生不良印象从而影响医患关系;同时,要适当提醒家属、陪同者及探视者,为了维护患者心身健康,应多给予患者安慰、鼓励,尽量避免使患者不愉快。此外,医生还应针对患者存在的具体问题,利用自己的有利角色,尽力积极地帮助患者得到社会支持和帮助。

（张雅丽）

第二节　医患关系与人际沟通

医患关系是指医学实践活动中所产生的人际关系。全科医生作为全科医疗服务的主要承担者,良好的沟通能力是人文情感理念最具体的体现,不仅使医生能迅速而正确地掌握患者的病情,防止漏诊和误诊;还可以建立良好的医患关系,帮助患者正确地认识自己的疾病,树立战胜疾病的信心,提高依从性,有利于早日康复。在医患沟通过程中,语言是沟通感情的“桥梁”,是传递信息的重要工具。良好的语言交流能建立医患之间的信任。反之,交流能力欠缺可能会影响工作质量。

一、沟通的概念与类型

（一）沟通的概念

沟通(communication)起源于拉丁文 *communis*,是指人们彼此通过全方位信息交流、建立共识、分享利益并发展关系的过程。我国对“沟通”的释义与西方国家的不尽相同,但是其核心内涵高度一致,即人与人相互理解、互相信任。

医患沟通是人际沟通的特殊类型,有狭义和广义两种内涵。狭义的医患沟通是指医疗机构的医务人员在日常诊疗过程中,与患者或其亲属就诊疗、服务、健康、心理和社会等相关因素进行沟通,包含了医疗技术和医疗综合服务实践中的各个环节。广义的医患沟通是指医学和医疗卫生行业人员,主要围绕医疗卫生和健康服务的法律法规、政策制度、伦理道德、医疗技术与服务规范、医学人才标准和方案等方面,以非诊疗服务的各种方式与社会各界进行的沟通交流。

（二）沟通的类型

沟通的类型主要包括语言沟通和非语言沟通。

语言沟通是指以语言符号为载体实现的沟通,其中,口语沟通与书面沟通是语言沟通的两种基本沟通方式。口语沟通是日常生活中最常见的语言沟通形式,其优点是沟通者之间可以得到及时的信息反馈,并据此对沟通过程进行调节,但是与书面沟通相比,口语沟通也存在信息遗忘、表达偏差、缺乏思考等问题。书面沟通是指借助书面文字材料实现的信息交流。在书面沟通的过程中,沟通者可以对沟通内容进行修正和保存,因而不易出现失误,准确性和持久性也较高,但是由于书面沟通缺乏沟通者之间的信息反馈和背景支持,沟通的影响力较低。语言沟通包含称呼语、倾听、反馈、语气、语调、语速、提问方式、沟通氛围等。

非语言沟通是指借助于非语言符号的沟通,主要通过动态无声性的目光、表情、动作、手势、肢体运动等,静态无声性的姿势、空间距离、衣着打扮等,以及音量、音调等因素的变化来实现。非语言沟通是语言沟通的重要补充,合理运用非语言沟通可以增强语言沟通的效果,达到提升沟通影响力的目的。在医患关系与人际沟通的处理过程中,两者相辅相成,缺一不可。非语言沟通包含衣着、面部表情、眼神、身体姿势、交谈距离、沟通环境等。

二、人际沟通的要素和一般原则

人际沟通(interpersonal communication)是人与人之间在交往和交流过程中的重要生存技能,包括信息的输入和输出及连接两者的中间环节——个人感受(共情),是信息的双向流动。通过沟通,人们之间互相认知、互相吸引、互相作用、互相理解,良好的人际沟通形成和谐的医患关系。

（一）沟通的要素

沟通的过程由七个要素组成,即信息源、信息、通道、信息接收者、反馈、障碍和背景。

1. 信息源　在人际沟通中,信息源也可指信息发送者,是把自己的观点、想法、情感等信息传递出去的一方。

2. 信息　是指沟通的具体内容。这里所说的信息是一个广义的概念,它包括语言信息和非语言信息。为了有效地进行沟通,发送者需要将所发送的信息译成接受者能够理解的语言或非语言符号。

3. 通道　是指信息的传递方式或者手段,是信息由发送者传递给接受者所经过的路径。在不同的沟通场景下,通道亦不相同,可以是书面的信、备忘录,口头的交流、演讲,甚至还可以是表情、手势、姿态等。

4. 信息接收者　是指接收信息的一方。接受者需要根据发送来的符号的通道,选择相应的接受方式,比如发送来的符号是口头传递的,接受者就必须仔细地听,否则容易造成信息缺失或者偏差。只有当接受者接收了发送者传出的信息,才能形成有效沟通。

5. 反馈 是指接受者接到信息后的反应和回馈,发送者通过反馈来了解他想传递的信息是否被对方准确地接受。反馈是发送者和接受者之间相互反应的过程,也是沟通的重要组成部分,通过反馈可以评价沟通的有效性。

6. 障碍 是指由于发送者翻译和传递信息的能力差异,以及接受者接收和理解水平的不同,导致信息的内容和含义被曲解的情况。障碍会影响信息传递的有效性,沟通参与者需要通过反馈对可能导致沟通障碍的原因进行调节。

7. 背景 是指沟通过程所在的环境,不仅包括沟通的时间、地点,还包括沟通参与者的知识水平、文化背景和心理特征等。

（二） 沟通的一般原则

一般来说,有效的人际沟通必须遵循以下 6 项原则,即诚信、平等、尊重、移情、理性和慎言。

1. 诚信（sincerity） 是建立良好人际沟通的前提与基础。全科医生在工作中需要选择合适的时间和地点真诚地与患者交流。只有真诚、坦率地沟通,才能引起患者的情感共鸣。对达成的共识和对患者的承诺,做到言必信、行必果,为有效的沟通奠定基础。

2. 平等（equality） 是全科医生必备的基本素质。医患双方是一个不可分割的整体,并无高下之分。医生不是患者的施舍者,医生不应当有高高在上的优越感,应全心全意地为患者服务。同时,医生也不是患者的"奴隶",医生向患者提供了帮助,也不需要丧失原则。

3. 尊重（respect） 每个人都有自我尊重和被尊重的需求,尊重患者则是全科医生基本的工作态度与行动准则。在人际沟通中,只有充分尊重患者,才能得到患者的尊重,使双方产生共鸣,从而建立融洽的医患关系。

4. 移情（empathy） 沟通的目标是要达成沟通双方的"一致性"。全科医生在沟通的过程中必须时刻注意患者的感受,并且随时调整自己的表达内容与方式,只有设身处地站在患者的角度去思考问题,才更容易得到患者的理解,与患者达成共识,有序推进沟通的进程。

5. 理性（reason） 理性是指沟通双方能够客观、理智地认识和分析沟通的内容,避免情绪化所带来的干扰。在与患者的沟通中,全科医生必须学会控制自己的情绪,能够冷静地思考、有效地沟通,从而更加准确地处理问题。

6. 慎言（cautious） 医患沟通的过程中,医生应注意言辞,医务人员的语言可以"治病",也可以"致病",避免使用自大、夸张、批评、责备、抱怨、攻击性的语言,避免口无遮拦,触及对方隐私。

三、人际关系与沟通技巧

医患关系是医疗活动中最基本的人际关系,包含医学技术关系和非技术关系。患者的依从性和满意度很大程度上取决于医患关系是否融洽。良好的医患关系有利于推动有效沟通,继而更加顺利地确认和处理患者的问题。

全科医学中的人际关系与沟通技巧主要分为语言沟通技巧和非语言沟通技巧。

(一) 语言沟通技巧

语言表达能力是医护人员岗位胜任力的基本要求,态度亲切和蔼、语气平缓得当是良好沟通的先决条件。处在病痛中的患者总是比正常状态下更脆弱、更敏感,同一句话以不同的语气说出,伴随着不同的面部表情和动作,会使患者产生完全不同的感受。随和亲切的语气会使患者感到关怀和鼓励,情感上得到支持;而冷漠、生硬的话语会让患者感到悲观、绝望,甚至激怒患者。因此,在繁杂的医疗实践活动中,医护人员不但要善于使用患者喜欢听的语言,避免伤害性语言,还要熟练运用医疗性语言、安慰和鼓励性语言、积极的暗示性语言、劝导性语言等。

1. 运用得体的称呼　称呼是语言沟通的开始。当患者进入诊室时,简单地招呼一声"您好!请坐",会让患者感觉被关注、被尊重、受重视,恰当的称呼可以迅速拉近全科医生与患者之间的距离,为后续沟通的开展奠定信任的基础。在互相尊重的前提下,全科医生应当根据患者的性别、年龄、职业、身份等特征选择合适的称谓,如先生、女士、小朋友等,应当避免使用疾病名称、床位号代替称谓。在社区医疗活动中,对于长期接触的慢性非传染病患者,可以选择称呼张叔叔、王阿姨、小李等,体现全科医生的亲和力。

2. 通俗表达医学术语　由于医患双方存在理解水平、受教育程度、医学知识储备等方面的差异,全科医生在沟通的过程中应该尽量使用通俗易懂的语言,避免频繁使用医学专业术语,影响沟通的有效性。在不得不使用专业术语时,全科医生应当借助图片、视频、模型等途径加以释义,使患者可以充分理解并认同自己的患病信息、治疗方案等,以便达成医患双方的共识,提高患者的诊疗依从性。

3. 注重交流细节　在与患者的交谈中,需要营造和谐的沟通氛围。首先,全科医生应当做到态度亲切、语气和缓。在不同的情景下,应当控制和转换不同的语调、语速,在展现对患者的支持、鼓励的同时,也可以让患者更易接收全科医生所传递的信息。

其次,开放式提问与封闭式提问应当结合使用。在收集客观资料或者急诊急救时,采用封闭式提问,可以将患者的回答限制在特定范围内,达到快速获取信息的目的。开放式提问则有利于患者开拓思路,充分表达内心想法,也便于全科医生对患者的病情信息、心理状态以及就医背景进行深入了解。

最后，做到主动倾听、积极反馈。在沟通的过程中，全科医生应当与患者保持温和的目光交流，细心观察患者的面部表情和肢体语言，适时表示理解、同意或赞许，如"是的，您说得对""嗯，我也这样认为"，避免随意打断患者叙述，耐心引导患者阐述想要得知的信息。根据需要，全科医生可以适当重复患者提及的重要信息，避免信息缺失，确保沟通的准确性和完整性。

4. 学会换位思考　在诊疗过程中，全科医生应当设身处地站在患者的角度去思考问题，根据不同患者的特点，选择不同的交流方法；应当有意识地使用保护性语言，避免伤害性语句导致患者不良的心理刺激。在涉及某些隐私性疾病时，应当耐心地解释，对缄默患者不宜责怪。对病情严重的患者，应稳定患者情绪，引导患者积极就医。

（二）非语言沟通技巧

1. 创造良好的沟通环境　沟通环境会影响医患双方在交谈中的情绪状态。整洁、安静、舒适和明亮的诊室环境有利于患者更加全面、深入地反映问题。在人多嘈杂的环境中，患者的叙述常常被打断，会影响患者对问题的回忆，并且患者的隐私也无法得到保护，会进一步降低患者对医生的信任以及沟通的效果。

2. 控制合适的交谈距离　人际距离通常可分为四种：①亲密距离，多在恋人及父母子女之间，约0.5m以内；②亲近距离，多在朋友之间，0.5～1.2m；③社交距离，多在相互认识的人之间，1.2～3.5m；④公众距离，多在集会场合发生，3.5～7m。

全科医生应该根据情况选择和控制与患者的距离，合适的距离为0.5～1m。对感到孤独无助的儿童或老年患者等，要有意识地缩短人际距离，这样会更有利于情感的沟通。有时人际距离过近会引起患者的反感，全科医生在面对异性、愤怒的或者对医生有强烈防备心理的患者时，应适当拉开与对方的距离，避免给患者造成压迫感。

3. 仪表举止　仪表是容貌、体形、神态、服饰、发型等的综合表现，是一个人精神面貌的外在体现形式。当与患者初次接触时，具有干净、整洁、得体的外貌和衣着，大方、沉稳、谦和有礼的行为举止的全科医生更容易得到患者的认可，继而赢得患者的尊重和信任，提升沟通影响力。

4. 目光与面部表情　目光和面部表情是非语言沟通的重要组成部分，善于发现患者通过目光、面部表情所传递的附加信息并且及时给予反馈是实现有效医患沟通的必备条件。全科医生在与患者交谈的过程中，应该结合语言和非语言信息确认有关内容是否被患者理解且接收，同时可以通过躲闪的视线、不自然的神情等来判断患者试图通过语言信息来掩藏的真实心理状态。除细心观察患者以外，全科医生也应该注重通过目光和面部表情变化反作用于患者，如在交谈中适度点头、微笑可以使患者感受到来自医生的鼓励和支持，从而构建良好的医患关系。

5. **身体姿势与肢体接触**　身体姿势是沟通双方情绪、情感的外在表现，可以反映双方沟通的态度和意愿。一方面，全科医生可以通过观察患者的身体姿势变化了解患者的真实感受；另一方面，全科医生在与患者交流的过程中，可以采用稍稍偏向患者并前倾的姿势来表示对患者的尊重以及乐意倾听的态度，必要时适当的肢体接触，如搀扶行动不便的患者下床、为呕吐患者轻轻叩背等，可以让患者感受到医生的重视与关心，便于后续沟通和诊疗进程的顺利推进。

四、全科医疗中医患关系的建立与维护

一项医患纠纷产生原因的调查研究显示，医疗服务水平因素导致的医患纠纷比例仅占 8.92%，而非医疗因素导致的医患纠纷比例高达 91.08%。这组数据反映出患者对于医疗卫生服务的需求已经从过去简单地追求医疗质量转变为了"人"与"物"的综合性需求。在全科诊疗中，通过沟通与交流来了解患者深层次的需求是建立和维护良好医患关系的关键所在。

相较于其他专科医生，全科医生的工作地点和性质决定了其有更多的机会接触患者，有更多的时间和精力与患者进行交流。随着家庭医生签约制度广泛普及，除在诊室进行面对面的交谈以外，全科医生还需要通过电话、网络与签约患者进行更加频繁的沟通。这就要求全科医生不仅是一位医术精湛的医生，更是一位娴熟的谈话艺术家。全科医生需要通过建立平等、平衡的心态，灵活运用沟通交流技巧，实现与患者的有效沟通，从而在诊疗过程中实施以人为中心的健康照顾，向患者提供融合精神文化和情感内容的人文关怀，了解患者的心理状态及就医背景，建立起医患之间良好的信赖关系。

除此之外，全科医生应针对不同的患者选择不同的交流方式。对于儿童患者，关心与鼓励是最有用的方法。青少年患者具有一定的逆反心理，喜欢张扬个性，在沟通中全科医生应多注重倾听他们的陈述，并且给予积极的反馈。老年患者往往患有多种疾病，再加上视力、听力的下降，在交流过程中全科医生需要足够耐心。对于预后不良或者有疑难杂症的患者，应当从家庭、社会等多方面寻找积极因素来鼓励患者，也可以进行适当的心理暗示。对于充满愤怒的患者，全科医生应以坦诚的态度，找出病态情绪的根源，再采取适当的方法转移患者注意力。

五、基层医疗卫生机构就诊患者的心理特点和需求

患者最基本、最迫切的需求是摆脱病痛，恢复身体健康。因此，患者往往迫切地想了解自己的诊断结论、治疗方案、医疗费用、预后效果等信息，以做好相关准备。另外，由于伤病的影响，患者的生理、心理均处于应激状态，对饮食、睡眠、

排泄等生理需求大大提高,需要医生的尊重和家属的体贴关心来满足自身的心理需要。在基层医疗卫生机构,满足就诊患者的这些需要,不仅有利于建立医患之间的信任关系,也有利于提高患者的治疗依从性。

（一）城市社区患者的心理特点和需求

城市患者与农村患者相比,前者受教育程度普遍偏高,对于疾病往往有较多的认识,所以对于医疗服务的期待也较高,远期诊疗依从性较好。因此,比较注重医生的年龄、性别和职称,看重医生的职业素养和专业水平,就诊时倾向于选择态度好、口碑好并且业务水平高的医生。

（二）农村社区患者的心理特点和需求

农村患者对医学知识的理解和接受能力相对较低。许多患者会处于对医生又敬又怕的矛盾状态,在短期内不敢违背医生给予的治疗方案,也不敢表达内心的焦虑和担忧,无法顺利说出自己对疾病的理解与想法,这类患者的远期诊疗依从性较差。同时,对于道听途说的民间偏方、土方缺乏鉴别能力,容易盲目信任、使用。另外,农村患者的健康素养普遍偏低,缺乏良好的饮食、生活习惯,自我医疗能力较差,需要全科医生在诊疗、随访的过程中,注重培养患者宽广的胸怀、乐观的心理状态、积极向上的精神意识和健康的生活习惯。

城乡居民的心理特点和需求差异决定了医患沟通的不同侧重点。在基层医疗卫生机构,全科医生必须充分考虑以上因素,以患者能够接受的方式进行交流,建立良好的医患关系。

六、基层常见医患纠纷的预防和处理

医患纠纷有狭义和广义的内涵。狭义的医患纠纷是指医患双方对医疗后果及其原因的认定存在分歧,从而引发争议的事件;广义的医患纠纷是指患方认为在诊疗护理过程中患者权益（生命权、知情权、健康权、隐私权、名誉权、处分权等）受到侵害,要求医疗机构、卫生行政部门或司法机关追究责任或赔偿损失的事件。

美国的一项研究表明,最常被投诉的医生并不是医疗技术水平最差的,而是医患沟通技巧最差的。中国医师协会《医患关系调研报告》显示,在频发的医患纠纷中,因技术原因引起的不到 20%,其他 80% 均缘于服务态度、语言沟通和医德医风问题。因此,增进医患沟通是消除或缓解医患纠纷的最佳途径。

【情景1】

患者,刘先生,38 岁,3 年糖尿病病史,此次为开降血糖药来全科医学科就诊。

（患者怒气冲冲地走进诊室,把病历"啪"地扔在诊桌上,眼睛瞪着接诊医生。）

全科医生："你是刘××吗?"(表情严肃)。

患者："让我等了那么久! 你知道大厅里有多少人吗! 看得那么慢!"(患者大声叫喊)。

全科医生："人多都是要等的啊,我已经看得很快了,从早上看到现在都没有休息过,你想怎么办呢?"

患者："怎么办? 你说我想怎么办? 让我等了那么长时间!"

全科医生："所有患者都是要等的,又不是只有你一个人在等!"

患者："要不是你看得那么慢,我不至于等那么久!"

全科医生："那现在你已经进来了,你是看还是不看呢?"

【分析点评】

在诊疗过程中,全科医生应换位思考,避免伤害性语言。在本例中,患者因为就诊等候时间过长而愤怒,医生并未选择感同身受,反而对患者严厉斥责,这使得患者的病态情绪愈发严重,最终对后续的沟通与诊疗造成了极其负面的影响。

【情景2】

(与【情景1】为同一患者,同一情景)

全科医生："刘先生,是不是发生了什么事情? 我可以帮助您吗?"(医生立刻站起来,首先是让患者感觉和医生是平等的;其次,出于安全考虑,医生站起来是保证自己处于安全位置,有危险时可以及时躲避;最后,医生没有说"看病都是要等的,我也没有办法"之类会引起患者更不舒服的话。)

患者："让我等了那么久? 你知道大厅里有多少人吗? 看得那么慢!"(患者大声叫喊,愤怒地瞪着医生。)

全科医生："哦,是这样,您在外面等了比较长的时间,怪不得您看上去比较难受? 不如这样吧,您先坐下来,我们看看如何帮助您。"(医生先肯定了患者的感受,但没有说患者是正确的,医生只是表达"哦,原来您在外面等了比较长的时间,怪不得您看上去那么生气",让患者感觉医生很理解他。)

患者："药吃完了,给我开3个月药,时间越长越好。"

全科医生："您是说要开降血糖药,对吗?"

患者："你不看病历吗?"(患者仍在愤怒)。

全科医生："刘先生,根据病历,以前您都是开1个月的降血糖药,这次您想多开一点,能告诉我原因吗?"(如果医生说医保有规定,只能开1个月的降血糖药,会让患者感到难受,可能会让医患关系继续处于对抗中。医生采用开放式提问,引出患者希望多开药的原因,更容易让患者接受。)

患者："唉,我在创业公司上班,天天加班。8岁的女儿本来是由我爸妈帮忙照顾的,前几天我爸中风了,我妈只能照顾我爸。我和老婆又要上班又要接送孩子,真的是没有时间老来开药。"

全科医生:"您爸爸中风了,那他老人家现在还好吗?"(关心患者的家人)

患者:"在医院里躺着,生活不能自理,由我妈看着。叫我妈请护工,她说不放心,非得自己陪护。"

全科医生:"我看得出,您非常关心您的父母,常常惦记着他们,您也要自己照顾好自己的身体呀!"(医生不仅关心患者,也去关心他的父亲,任何一个愤怒的患者,都不好意思再愤怒下去了。全科医生对患者表示理解和同情,从而使患者感受到医生对他的支持,患者会很感动。)

患者:"谢谢您,医生。"

【分析点评】

医患本是一对亲密伙伴,共同的目标就是对抗疾病。医生对于愤怒患者的自然反应就是处于戒备状态,而不是去感同身受。在出现医患纠纷的原因中,患者常常是对医生的医疗行为感到不满意,而不是对医疗质量问题。患者感觉被草率对待并且没有得到过任何解释,感到被忽视,认为医生没有很好地与自己沟通。

先关心人是理念上的要求。当前,医患关系紧张,已经成为严重的社会问题。医患矛盾的症结在哪里?如何化解日益紧张的医患关系?焦虑和悲伤是比较难以应对的情绪,但医生们发现使用共情或是同情的方法往往能使事情简单一些。共情是影响医患关系、治疗进程和效果的最关键因素,如果沟通不畅,就不能建立彼此的信任,医患矛盾就由此而产生。而医生态度是建立医患关系的先决条件,包括尊重、真诚、热情、积极关注和共情。尊重应以真诚为基础,无条件地接纳患者,不论身份、地位、贫富,均应一视同仁,让患者获得自我价值感,感到被接纳、被爱护。共情,是要设身处地、通情达理地站在患者角度考虑问题,只有这样,才能引起患者的强烈共鸣。

成为一位优秀全科医生的关键在于同情心和责任感。医生的相关行为,如礼貌、关注度、倾听和共情等也与患者满意度相关。在医患沟通过程中,医生不能治愈所有的疾病,能做的就是帮助和安慰患者,帮助患者树立战胜疾病的信心,帮助患者正确地认识自己的疾病。一位个人品质能得到较高评价的医生,在与患者会谈交流时,往往会站在患者的角度与患者共情,能够理解他的痛苦,以及患者得病后的体验,从患者那里获取精确的信息,以减少误判误诊的发生。

（王丹玉　王静）

第三节　全科医疗中的伦理学问题

医学伦理学(medical ethics)是运用一般伦理学原理,研究和指导医疗卫生领域的道德现象、道德关系、道德问题和道德建设的学说和理论。它是医学及其相关专业必修课程的基础,是接受医学教育、实践医学活动所必经的桥梁,是构建和谐医患关系的有力保障。全科医学是一门集合了多个学科领域的一体化的临床专业,相较于专科医疗,全科医学更关注患者心理、家庭、社区及社会等多方面的因素,因而全科医疗活动中涉及的伦理问题更为宽泛。学习医学伦理学基本知识,提高全科医疗实践活动中的伦理意识有助于提高全科医生自身修养、树立患者权利意识、增强职业道德责任感以及构建和谐的医疗环境。

一、医学伦理学的基本原则

医学伦理学的基本原则是医务人员在医学实践中观察、处理伦理问题的准绳。"尊重、不伤害、有利、公正"是伦理决策的道德原则。

（一）尊重原则

1. 尊重原则的含义　尊重原则(principle of respect)亦可称为尊重自主原则,要求承认患者享有作为人的尊严和权利,对于具有自主决策能力的患者,凡是涉及其利益的医疗行动,都应事先获得患者的许可才能进行。知情同意、知情选择、要求保守秘密和隐私等均是尊重患者的体现,广义上的尊重原则还包括医务人员尊重患者及其家属的人格。

2. 尊重原则的内容

（1）尊重患者的生命:首先,要尽力救治患者,维护其生命的存在。其次,要通过良好的医疗照护提高患者的生命质量,以维护其生命价值。

（2）尊重患者的人格尊严:尊重患者作为独特个体的生命存在,将减少对患者的身体伤害和缓解痛苦作为伴随患者救治过程的道德主旨;尊重患者的内心感受和价值理念,肯定患者对自我生命的理解和抉择。

（3）尊重患者的隐私:一是保证患者的个人私密性信息不被泄露,包括患者的个人一般信息、身体和疾病秘密、家庭生活和社会关系秘密等;二是确保患者身体不被随意观察。

（4）尊重患者的自主权:患者自主权(autonomy)是指具有行为能力并处于医疗关系中的患者,在医患有效沟通交流之后,经过深思熟虑,就有关患者自身疾病和健康问题作出的理性决定与行动。

（二）不伤害原则

1. 不伤害原则的含义　医疗伤害带有一定的必然性。不伤害(nonmaleficence)原则的真正意义不在于消除任何医疗伤害,而在于强调培养对患者高度负责、保护患者健康和生命的医学伦理理念和医疗作风,在实践中使患者免受不应有的医疗伤害。

2. 不伤害原则的伦理要求　为预防对患者的有意伤害或将伤害降到最低限度,对医务人员提出如下要求:①树立不伤害意识,杜绝有意和责任伤害,把不可避免但可控的伤害控制在最低限度;②善于权衡伤害和受益,对有危险或有伤害的医疗措施进行评价,只有相对于受益,危险或伤害能被接受,才符合不伤害原则。

（三）有利原则

1. 有利原则的含义　有利原则(principle of beneficence)又称行善原则,要求医务人员的诊治行为应该保护患者的利益,促进患者健康,增进其幸福。

2. 有利原则的具体体现　树立全面的利益观,关心患者的客观利益(缓解疼痛或不适、康复、治愈、节省医疗费用等)和主观利益(正当心理学需求和社会学需求的满足等);提供最优化服务,解除患者由疾病引起的疼痛和不幸,照料和治愈患者,预防疾病和损伤,促进和维持健康;预防或减少难以避免的伤害,对利害得失全面权衡,选择受益最大、伤害最小的医学决策;坚持公益原则,将有利于患者同有利于社会健康公益有机统一。

（四）公正原则

1. 公正原则的含义　公正(justice)即公平、正义,其在医疗卫生领域中的表现是从患者平等的就医权利和卫生资源的合理分配等方面体现出来的。公正原则一方面强调人人享有平等的生命健康权和医疗保健权;另一方面,患者在医患交往中应得到公平、正义的关怀。

2. 公正原则的伦理要求　这一原则要求医务人员做到以下三个方面:①公正地分配医疗卫生资源,医务人员应该公正地运用自己的权利,尽力保证患者基本医疗和护理等权利的平等;②在医疗态度上平等对待患者;③公正地面对医患纠纷、医疗差错事故,站在公正的立场上实事求是地解决问题。

综上所述,在医学实践中,医务人员应以上述四个原则为准绳,规范自己的医疗行为。但是有时几个原则之间也会发生冲突,因此要具体情况具体对待。此外,还应该探讨一些更加具体的应用准则来指导医学伦理的实践。医学伦理学的应用原则是在基本原则的基础上,结合我国的医学实践而形成的,是指导当代医学实践活动的基本伦理准则,主要包括:①知情同意原则;②医疗保密原则;③医疗最优化原则。

二、患者的基本权利和义务

医患双方的权利与义务是医学伦理学的基本范畴。医务人员在医疗活动中尊重患者的基本权利,了解患者应当履行的义务,是构建和谐医患关系的基本前提。

（一）患者的基本权利

患者的权利指患者在就医期间可以行使的权利和应该获得的利益。在医疗实践中,患者的权利主要有以下内容:

1. 基本医疗权　世界卫生组织(WHO)明确提出"健康是人的基本权利"。保护人民健康的最根本途径就是确保公众患病时能够得到必要的、合理的、平等的、最基本的诊治。任何医疗机构或个人不得以任何理由推脱、阻碍这种基本权利的实现。

2. 知情同意权　知情同意权包括知情权和同意权两个方面。知情权是指患者有权了解和认识自己所患疾病,包括检查、诊断、治疗、处理及预后等方面的情况,并有权要求医生作出通俗易懂的解释;有权知道为自己提供医疗服务的医务人员的身份、专业特长、医疗水平等;有权查看医疗费用;有权查阅医疗记录,并有权复印病历等。同意权是指患者及其家属有权接受或拒绝某项治疗方案及措施。

3. 隐私保护权　医务人员的职业特点决定其有权了解患者与疾病诊治有关的一些隐私,但是患者享有维护自己的隐私不被擅自公开的权利。

4. 经济索赔权　在医疗活动中,因医疗机构及其医务人员违反医疗卫生管理法律、行政法规、部门规章和诊疗护理规范及常规,造成患者人身损害或财产损害时,患者及其家属有权提出经济赔偿要求,有权向司法机关提出诉讼。

5. 医疗监督权　即患者对医疗活动的监督评价权。在就医过程中,患者及其家属有权对医疗活动的合理性、公正性等进行监督;有权检举、控告侵害患者权益的医疗机构及其工作人员的违法失职行为;有权对保护患者权益方面的工作提出批评、咨询和建议。

6. 社会免责权　患者在获得医疗机构的证明文书后,有权依据病情的性质、程度和对功能影响情况,暂时或长期、主动或被动地免除相应的社会义务,免除或减轻一定的社会责任,有权获得休息和康复,并得到社会、家庭或他人的支持和谅解。

（二）患者的义务

患者的义务是指患者在享受医疗服务权利的同时应尽的责任,这一义务是社会向患者提出的道德要求。在医疗活动中,患者应履行的主要义务如下:

1. 保持和增进健康的义务　每个人都有义务保持或恢复自身健康,维护良好的健康环境,并为自己、他人和社会作出健康贡献的道德义务。

2. 配合诊疗的义务　在医疗实践中,患者有义务配合医方的诊疗,如如实地陈述病史、按医嘱进行各项检查、按医生的指示接受治疗等。

3. 遵守医院规章制度、尊重医务人员及其劳动的义务　为提高医疗质量和工作效率,保障正常工作秩序,患者必须自觉遵守医疗卫生机构的各种规章制度,尊重医务人员的辛勤劳动,尊重医务人员的人格尊严。

4. 给付医疗费用的义务　从某种意义上说,医疗服务是一种特殊的商品,它并不以治疗是否有效或是否成功作为收取费用的前提。即使治疗失败,只要医务人员付出了劳动并且尽职尽责,不存在过错,患者及其家属就应交纳相应的医疗费用。

三、遵医行为的影响因素及改善方法

（一）遵医行为

遵医行为是指患者遵照医务人员开列的医嘱、处方进行检查、治疗和预防疾病复发的行为。遵医行为的好坏常常是影响疗效和疾病转归的决定性因素。因此,研究患者的遵医行为和影响遵医行为的因素,提高患者遵医的自觉性是医学实践中必须重视的问题。

（二）影响遵医行为的因素

影响患者遵医行为的因素是多种多样的,既有患者自身的原因,更与医生的行为、态度等有关,主要的影响因素包括以下几个方面:

1. 患者对医生的信任和满意程度　患者求医过程中医生的服务态度、服务质量,以及医生的知名度、年龄、职称、仪表等,会影响患者对医生的主观印象,影响患者对医生的信任和尊重程度,从而影响其对医嘱的遵从程度。另外,患者对医疗机构的环境、服务等不满意也会转嫁到医生身上,影响患者的遵医行为。

2. 患者对疾病的看法及对治疗的主观愿望　一般来说,患者对疾病和病因都有自己的认知,有自己的治疗意愿和习惯。如果医生对此没有足够了解,诊疗措施与患者的主观看法和愿望不吻合,就有可能导致患者的不遵医行为。

3. 患者对医嘱内容的理解、记忆程度　有一些医生在给患者医嘱时往往处方字迹潦草、解释不足,使患者不能理解、识记医嘱内容,就难免会出现遵医行为的偏差。这一点尤其对老年人、文化水平较低者影响较大。

4. 治疗方式的复杂程度　主要是指患者对治疗行为的适应程度,如患者服用的药物种类多、服用方法复杂且剂量不一致,患者难以正确执行;或者要求患者持之以恒地改变自己的饮食习惯、行为嗜好等,患者或其家庭成员履行起来难度较大。因此,治疗方式越严格、越复杂,对遵医行为的影响越大。

（三）提高遵医率的途径

从上述原因来看,虽然患者自身的影响因素不可忽视,但更重要的是应从医疗保健机构和医务工作者入手,提高遵医率。

1. 将患者视为完整的人而不仅仅是疾病的载体　医务人员应运用生物-心理-社会医学模式看待患者,将患者看作有心理活动、生活在社会环境中的人,充分了解他们的看法,在尊重他们意愿的基础上给予耐心解释。改善医患关系,在治疗措施上由患者被动顺从改为医患共同参与、相互合作。另外,全面提高医护人员的业务素质和医德修养,增加患者的满意度,也有利于遵医率的提高。

2. 重视患者在执行医嘱方面的偏差,采取必要的方法加深患者对医嘱的理解和记忆。第一,要提高患者的注意力,明确告诉他们医嘱的内容和严格执行的重要性以及不遵医嘱可能带来的危险后果;第二,医嘱内容要尽量简单明了,通俗易懂;第三,尽量使医嘱内容具体化,把药物名称、作用、服药次数详细地告诉患者;第四,可以让患者复述医嘱的内容。

3. 医生开处方时要注意主次分明,尽量使用疗效显著、副作用小、容易服用的药物,少开辅助性的一般药物,避免患者错服、漏服药物等行为发生。

（张　　敏）

第四章 健康管理及慢性病管理

第一节 健 康 管 理

健康管理和疾病筛检是全科医学的核心内容,作为基本服务方法可以帮助全科医生动态掌握人群的健康问题和健康状态。全科医生通过对人群进行全面的健康照顾、维护和促进人群健康,使其达到"躯体上、精神上和社会上的完好状态"。通过健康咨询、健康评价、健康教育与健康促进等方式,促使人们改变不良行为和生活方式,降低危险因素,减少疾病的发生,提高生命质量。

一、健康管理的基本概念

健康管理的发展与社会文明进步息息相关。健康管理以现代生物-心理-社会医学模式的健康概念为核心,顺应医学模式转变,弘扬"治未病"的传统思想,应用管理学的理论和方法,通过对健康危险因素的全面检测、分析、评估和预测,制订并实施有针对性的健康管理计划,开展健康促进。我国对健康管理(health management)的定义是:以不同健康状态下人们的健康需要为导向,通过对个人和人群健康状况,以及各种影响健康的危险因素进行全面的检测、分析、评估及预测,向人们提供有针对性的健康咨询和指导服务,并制订健康管理计划,协调社会、组织和个人的行为,针对所有健康危险因素进行系统的干预和管理的全过程。健康管理是以促进健康为目标的全人、全程、全方位的健康服务过程。健康管理的对象是全体人群,包括处于健康状态、亚健康状态、亚临床状态和疾病状态的人群健康的全程动态管理。

健康管理的目标包括:①完善健康和福利;②减少健康危险因素;③预防高危人群患病;④易患疾病的早期诊断;⑤增加临床效用、效率;⑥避免可预防的疾病相关并发症的发生;⑦消除或减少无效或不必要的医疗服务;⑧对疾病结局作出度量并提供持续的评估和改进,健康评估和风险干预的结果既要针对个体和群体的特征和健康需求,又要关注服务的可重复性和有效性,强调多平台合作提供服务。

健康管理包括 4 个基本步骤:①了解和掌握健康状态,进行健康状况监测和信息收集;②开展健康和疾病风险评估;③改善和促进健康,开展健康危险因素干预和健康促进;④进行干预效果评价。健康管理以服务为载体,以管理为手段,是有计划有组织的系统活动,上述核心环节要素组成一个动态循环的过程。

二、生命周期及其健康维护

世界卫生组织(WHO)将人的全过程生命周期划分为五个阶段,即围生期、婴幼儿期、青少年期、成年期和老年期,针对人不同生命周期和疾病发展不同阶段,提供具有针对性的健康管理维护是全科医生在社区基本医疗实践中的一项重要任务。我国已把健康生命全程维护提升到国家战略的高度。

(一)围生期的健康维护

围生期一般指妇女妊娠 28 周到新生儿出生后 1 周的这段时期,对母亲、胎儿和新生儿进行一系列的健康管理服务。主要内容包括以下三方面:

1. 产前健康管理　①对孕妇进行孕晚期(孕 28~36 周、37~40 周各 1 次)健康教育和指导,加强孕妇的营养,避免感染和不良行为习惯以及有害物质对胎儿的影响。②对孕妇健康和胎儿的生长发育状况进行评估,识别需要做产前诊断和需要转诊的高危重点孕妇;开展孕产妇自我监护方法、促进自然分娩、母乳喂养以及对孕期常见并发症、合并症的防治指导。③对于随访中发现的高危孕妇,建议其增加随访次数,若随访过程中发现有高危情况,应及时转诊。

2. 产后健康管理　全科医生应在 1 周内对分娩后返回家中的产妇和新生儿进行一次家庭访视,内容主要包括:①对产褥期妇女进行保健指导,加强母乳喂养和新生儿护理指导,同时对新生儿进行访视;②观察、询问和检查产妇一般情况,乳房、子宫、恶露、会阴或腹部伤口恢复等情况;③对产妇母乳喂养困难、产后便秘、痔疮、会阴或腹部伤口等问题进行处理;④伴有产褥感染、产后出血、子宫复旧不全、妊娠合并症未恢复者以及产后抑郁等问题的产妇,应及时转诊。

3. 新生儿健康管理　①新生儿的访视应关注其出生时的情况、预防接种情况及新生儿疾病筛查情况等;②重点询问和观察喂养、睡眠、大小便、黄疸、脐部情况、口腔发育等情况,根据新生儿的具体情况,对家长进行喂养、发育、防病、预防伤害和口腔保健指导;③为新生儿进行体格检查,包括测量体温、身长,记录出生体重等,同时为产妇和新生儿建立《母子健康手册》;④对低体重儿、早产儿、双胎、多胎或有出生缺陷等具有高危因素的新生儿,应增加家访次数。

(二)婴幼儿期的健康维护

婴幼儿期是指出生后到 3 岁的这段时期。此期常见的健康问题多见于生长发育、营养不良、营养过剩(小儿肥胖)和佝偻病预防等。全科医生需为 3 岁之前的婴幼儿提供 8 次随访服务,有条件的地区还可结合预防接种时间增加随访次数。服务内容包括:①询问上次随访到本次随访之间婴幼儿的喂养、患病等情况;②对婴幼儿进行体格检查,评估其生长发育和心理行为发育;③进行有关婴幼儿喂养、生长发育、疾病预防、口腔保健等知识的健康指导;④在特定的月龄,对婴幼儿进行血常规检测和听力筛查等。

（三）青少年期的健康维护

对于 3~6 岁的学龄前期儿童，全科医生应每年提供一次健康管理服务。集居儿童可在托幼机构进行，散居儿童可依托乡镇卫生院、社区卫生服务中心进行。内容包括：①询问上次随访到本次随访之间的膳食、患病等情况；②进行体格检查、心理健康测评、血常规检测、视力评估，合理膳食、疾病预防、口腔保健等健康教育。

对于 6~12 岁学龄期儿童，全科医生提供的健康管理服务内容包括：①加强体育运动教育，纠正不良饮食习惯，促进生长发育；②注意健康行为的形成和安全教育，预防意外的发生；③加强人际交往，培养良好道德品质，形成健康的思维模式，训练面对困难、挫折的毅力；④每年进行一次体格检查，加强疾病的监测（视力障碍、营养不良、单纯性肥胖等）。

青春期（一般指从 12~14 岁起到 18~20 岁）是童年向成年的过渡时期，其生理和心理发育趋于成熟。针对青春期青少年应提供的健康管理服务内容包括：①宣传教育和健康指导，如生长发育（包括体格、性生理、情感）、饮食、睡眠和体育活动、预防损伤和潜在的危害健康的行为等；②危险行为的干预，如不良饮食习惯、不良性行为、态度和行为不良表现、意外妊娠、吸烟、酗酒、伤害和虐待、药物滥用（吸毒）、抑郁、自杀倾向等；③每年一次健康体检的疾病筛查，如体重指数、第二性征和生殖器官的发育、慢性病、性传播疾病和艾滋病、心理卫生问题等；④免疫接种。

（四）成年期的健康维护

成年期（一般指 20~65 岁）人群在其学习、生活和工作过程中面临的诸多影响健康的危险因素，主要包括生殖健康、生活方式、社会心理等方面。全科医生应提供的健康维护包括以下三方面。

1. 生殖健康维护　包括婚前、新婚期、妊娠期、产褥期以及妇女绝经期的健康维护等。①在婚前，为夫妇双方进行优生优育的健康宣教和咨询，提供指导和检查；②通过定期体检，早期发现高危孕妇，并提供必要的医疗照护，同时关注孕妇的心理健康；③给予产褥期妇女膳食营养和产后健康指导，促进母乳喂养，重视产后的首次家庭访视；④关注绝经期妇女的情绪变化，及时予以疏导，对症状显著、影响生活质量者予以必要的医疗干预等。

2. 社会心理行为的健康维护　①通过健康教育、健康促进，培养健康思维模式和健康生活方式，如平衡膳食、适量运动、戒烟限酒及保持心态平衡等；②对影响个体健康的危险因素进行评价，教育服务对象掌握自我保健的知识和方法，并对个体实施全程的健康管理；③提供培养健康思维模式和健康生活方式的支持环境，如强调家庭教育和家庭环境的作用、社区环境以及社会政策环境等对健康的影响。

3. 疾病的筛查和管理服务　①采集个体全面的健康状况信息，评价整体健康状况;②通过定期健康体检,建立动态的健康管理档案;③提高服务对象的依从性;④疾病筛查,如 35 岁以上常住居民首诊时应测量血压,以筛查高血压;⑤对疾病高危人群和患病人群进行规范管理,并增强其自我管理能力等。

(五) 老年期的健康维护

老年期是指年龄在 65 岁及以上人群所经历的时期。此期人群常见的健康问题多为慢性病诊治、用药管理、生活自理、认知功能变化等。全科医生应该每年为辖区内老年常住居民提供至少 1 次的健康管理服务,内容包括生活方式和健康状况评估、体格检查、辅助检查以及健康指导。此外,每年还应为 65 岁及以上的老年人提供 1 次中医药健康管理服务,内容包括中医体质辨识和中医药保健指导。

三、疾病筛检的原则与方法

疾病筛查是指在还没有发病前先进行检查,而当患者发病后由医生进行检查则是诊断,检查没有症状的人群有没有这种疾病或其致病因素就是一种筛检。

1. 筛检的原则　筛检是早期发现和诊断疾病的重要手段,但不是所有的健康问题和疾病或缺陷都适合筛检,全科医生应掌握以下筛检的原则:

(1) 需要最优先筛检的疾病:所筛检的疾病或问题可能造成严重后果,导致高疾病负担。筛检这些疾病能够降低早死风险和伤残调整生命年。

(2) 所筛检疾病具有高的发病率和/或患病率,即常见病、多发病及缺陷。

(3) 所筛检疾病病史明确,有一段较长的潜伏期或无症状期,通过筛检可达到早发现、早诊断、早治疗的目的。

(4) 要有适宜的筛检技术。对拟筛检的疾病要有安全、经济、方便、有效的筛检方法,同时该方法有较高的敏感度、特异度和阳性预测值,患者易于接受。

(5) 要有明确的筛检效益。筛检早期发现患者后,有确切的治疗和预防方法来阻止或延缓疾病的发生、发展,否则筛检就失去了意义。

2. 常用的筛检方法

(1) 定期健康体检(periodical health examination):健康体检是指通过医学手段和方法对受检者进行身体检查,了解受检者健康状况,早期发现疾病线索和健康隐患的诊疗行为。

传统的定期健康体检内容包括主诉、病史、体格检查和实验室检查等,它广泛应用于单位职工的年度体检,以及升学、就业和入伍等的健康检查。我国社区卫生服务机构针对重点人群开展了有针对性的健康检查,如对原发性高血压或 2 型糖尿病患者,每年进行 1 次较全面的健康检查;在严重精神障碍患者病情许可的情况下,征得监护人和/或患者本人的同意后,每年进行 1 次健康检查。

（2）周期性健康检查（periodic health examination）：周期性健康检查是根据人的不同性别、各年龄阶段健康危险因素、易患疾病和高死亡原因的差异，运用格式化的健康筛检表，由医生设计，在不同年龄段应做的健康检查项目，为个体积累健康基础信息，发现高危人群、亚健康状态者和疾病早期患者，为进行健康危险因素评价和制订健康维护计划提供依据。

周期性健康检查的优点：①健康检查项目的设计具有针对性和个性化，有利于早期发现健康问题，效率高、效果好；②利用患者就诊的机会实施，省时、省力，还可节约医疗费用；③全科医生利用就诊、随访等独特的服务方式，应用到社区的每一位居民，受益面大；④全科医生对筛检的问题能够及时处理，并且及时记入患者的健康档案，实现连续性服务，对慢性病的防治尤为适宜；⑤任何周期性健康检查表中的项目都不是绝对不变的，具体使用时，医生可根据患者情况（特别是危险因素）来调整服务项目；⑥筛检的内容、周期以及防治措施等项目是经过科学设计和流行病学研究的，因而具有较高的科学性和有效性，还可以节约卫生资源。用经济、有效、主动的周期性健康检查取代定期健康检查已经成为趋势。

（3）病例发现（case finding）：又称机会性筛查（opportunistic screening），是对就诊患者实施的一种检查、测试或问卷形式的调查，目的是发现患者就诊原因以外的其他疾病或健康问题。与群体性的筛检相比，病例发现具有经济效益好、临床效果令人满意、易于执行及能够满足患者心理需要等优点。

（陈　丽）

第二节　慢性病管理

随着社会经济的发展、预期寿命的延长以及生活方式的变化，慢性病的发病率和死亡率呈大幅上升趋势，严重威胁我国居民的健康，已经成为影响国家经济社会发展的重大公共卫生问题。慢性病的负担越来越重，而且呈现患病人数增加且年轻化的趋势，是导致我国卫生费用过快增长的重要原因，慢性病防控管理工作面临越来越大的挑战。

一、慢性病的概念与特点

（一）慢性病的概念

慢性病（chronic disease）指长期的、不能自愈的和几乎不能被治愈的疾病，重点是指那些发病率、致残率、死亡率高，医疗费用昂贵，并有明确预防措施的疾病。慢性病一般分为：①心脑血管疾病，常见有高血压、血脂异常、冠心病、脑卒中等；②营养失调性疾病，常见有肥胖、糖尿病、痛风、缺铁性贫血、骨质疏松症等;③恶性肿瘤,主要为胃癌、肺癌、肝癌、食管癌等;④精神类疾病,如精神、心理障碍,慢性疲劳综合征,强迫症,焦虑、抑郁症、更年期综合征等;⑤口腔疾病,如龋齿、牙周病等。

1. 慢性病的自然病史　慢性病起病较为隐匿、进展缓慢,并逐渐加重,其病理变化常具有退行性、不可逆性特点,严重者可引起功能障碍而需要长期的治疗、保健和康复,甚至可能导致死亡。慢性病的自然病史可分为以下六个阶段。

（1）无危险阶段:即人们的行为生活方式和周围环境中没有危险因素,此阶段的预防措施是保持健康的生活方式和良好的生产、生活环境。

（2）出现危险因素:随着环境的改变和年龄的增长,人们的生产、生活环境出现了危险因素,但由于程度轻微或作用时间短暂,危险因素并没有对人体产生明显的危害或对人体的危害作用还不易检出。

（3）致病因素存在:随着危险因素作用时间的延长和数量的增加,危险因素转变为致病因素,虽尚不足以形成疾病,但对人体的危害作用已逐渐显现。

（4）症状出现:此阶段慢性病已经形成,症状开始出现,组织器官发生可逆的形态功能损害,用各种检查手段能够发现人体的异常变化。

（5）体征出现:症状和体征可能同时出现或程度不一地先后出现。此阶段患者能够明显感觉机体出现形态及功能障碍而主动就医。

（6）劳动力丧失:这是疾病自然发展进程的最后阶段。

2. 慢性病的危险因素　世界卫生组织调查显示,慢性病的发病原因60%取决于个人的生活方式,同时还与遗传、医疗条件、社会条件和气候等因素有关。慢性病的危险因素概括起来有以下四类:

（1）环境因素:人类环境包括自然环境和社会环境。在自然环境中,影响人类健康的因素主要有生物因素、物理因素和化学因素。在社会环境中,有诸多的因素与人类健康有关,如社会制度、经济状况、人口状况、文化教育水平等,都会对人体健康产生影响。

（2）行为生活方式:人的行为既是健康状态的反映,同时又对人的健康产生重要的影响。不良的行为方式不仅与慢性病有关,还是传染病和伤害的重要危险因素。

（3）生物遗传因素:生物遗传因素可直接影响人类健康,它对人类诸多疾病的发生、发展及分布具有决定性影响。如糖尿病、某些肿瘤、心血管疾病（如高血压）等都有生物遗传倾向。

（4）医疗卫生服务中的危险因素:医疗保健机构布局是否合理,人群就医、预防保健的需求能得到满足,是否能承担医疗服务费用,医疗保健技术是否足以保障人群的健康,医疗卫生服务的质量是否达到要求,服务是否规范等,对人群的健康和疾病的转归都有直接的影响。

（二）慢性病的特点

我国慢性病总体表现发病率高、致残率高、病死率高,同时患者的知晓率低、治疗率低、控制率低。慢性病是终身性疾病,是影响社会经济发展的重大公共卫生问题,已经成为最主要的疾病负担,主要体现在以下几个方面:①慢性病已成为我国城乡居民死亡的主要原因。②慢性病严重影响我国劳动力人口的健康。我国劳动力人口中广泛存在着慢性病的多种高危行为,如吸烟、超重和肥胖、高血压、血脂异常等。③慢性病造成沉重的经济负担。据《中国心血管病报告2021》报道,推测我国心血管病现患人数为3.3亿,死亡率居首位,占居民疾病死亡构成的40%以上,农村心血管病死亡率持续高于城市。

慢性病的特点如下:

（1）病因复杂,发病与多个行为因素有关。

（2）潜伏期较长,没有明确的患病时间。

（3）病程长,随着疾病的发展,表现为功能进行性受损或失能,对健康损伤严重。

（4）很难彻底治愈,表现为不可逆性。

二、基层常见慢性病的综合预防与管理

面对慢性病的严重挑战,我国政府和相关部门更新观念,调整策略,积极推进基层慢性病的综合预防与管理,以基层慢性病防控为突破口,探索不同的管理模式。预防和管理的目标是通过实施以健康促进为主要策略的干预活动,降低人群中慢性病的危险因素,控制慢性病发病率和死亡率的上升趋势。通过高危人群和患者的早期发现、随访管理、规范化治疗与干预,控制病情稳定,预防和延缓并发症的发生,提高生命质量。

（一）高血压的综合预防与管理

在基层慢性病患者的管理中,对辖区内35岁及以上的常住居民,每年免费测量一次血压进行筛查,已确诊的原发性高血压患者纳入高血压患者健康管理,对可疑继发性高血压患者,及时转诊。对辖区内35岁及以上常住居民中原发性高血压患者建立居民健康档案信息卡,包括姓名、性别、出生日期、健康档案编号、血型、慢性病患病情况、过敏史、家庭住址、家庭电话、紧急情况联系人、建档机构名称、责任医生或护士及其相关联系电话等。对原发性高血压患者,每年要提供至少4次面对面的随访,包括测量体重、心率,计算体重指数(BMI);询问患者疾病情况和生活方式,包括心脑血管疾病、糖尿病、吸烟、饮酒、运动、摄盐情况等;评估患者服药情况。对患者进行分类干预,血压控制满意、无药物不良反应、无新发并发症或原有并发症无加重者,继续定期随访;初次出现血压控制不满意或有药物不良反应者,调整药物,2周时随访;连续2次随访血压控制不满意、连续2次随访药物不良反应没有改善、有新的并发症出现或原有并发症加重者,建

议转诊,2周内主动随访转诊情况。进行健康宣教,告诉所有接受随访的高血压患者,出现哪些异常时,应立即就诊。进行针对性生活方式指导,每年应进行1次较全面健康检查。确保高血压患者规范管理率以及管理人群血压控制率达标。

(二) 2 型糖尿病的综合预防与管理

对工作中发现的 2 型糖尿病高危人群进行有针对性的健康教育,建议其每年至少测量 1 次空腹血糖,并接受医务人员的健康指导。对辖区内 35 岁及以上常住居民中确诊为 2 型糖尿病的患者,建立居民健康档案信息卡。对确诊的 2 型糖尿病患者,每年提供 4 次免费空腹血糖检测,至少进行 4 次面对面随访,并进行如下评估:①测量血糖、血压;②评估是否存在危急情况;③评估上次就诊到本次就诊期间症状,以及最近一次各项辅助检查结果,测量体重,计算 BMI,检查足背动脉搏动,评估生活方式,包括吸烟、饮酒、体育锻炼、饮食控制及服药情况等。根据评估结果进行分类干预。若存在危急情况,应处理后紧急转诊,2 周内主动随访转诊情况;对血糖控制满意(空腹血糖<7.0mmol/L)、无药物不良反应、无新发并发症或原有并发症无加重者,定期随访;对初次出现血糖控制不满意(空腹血糖≥7.0mmol/L)或有药物不良反应者,调整药物,2 周时随访;对连续 2 次随访血糖控制不满意、连续 2 次随访药物不良反应没有改善、有新的并发症出现或原有并发症加重者,建议转诊,2 周内主动随访转诊情况。进行健康宣教,告诉所有患者,出现哪些异常时应立即就诊。进行针对性生活方式指导,以及每年应进行一次较全面健康检查。确保 2 型糖尿病患者规范管理率及管理人群血糖控制率达标。

(贾晓辉)

第五章　社区康复

第一节　社区康复概述

康复是综合和协调地运用医学的、社会的、教育的、职业的措施,对病、伤、残者的功能障碍进行提高和再训练,以减轻残疾的影响,尽量提高其活动功能,改善生活自理能力,使其重返社会,提高生活质量。康复医学所采用的各种措施包括医学、工程、教育、社会、职业等一切手段,分别称为医学康复(medical rehabilitation)、康复工程(rehabilitation engineering)、教育康复(educational rehabilitation)、社会康复(social rehabilitation)、职业康复(vocational rehabilitation)等。社区康复的核心是以社区为基础,为患者提供康复服务,从而最大限度地提高患者在日常生活中的"内在"活动能力,提高个人的日常生活品质及家庭幸福度。

一、康复医学的概念

康复医学(rehabilitation medicine)又称医学康复(medical rehabilitation),是具有基础理论、评定方法及治疗技术的独特医学学科,是临床医学的一个重要分支,是促进病、伤、残者康复的医学。它研究有关功能障碍的预防、评定和处理(治疗和训练)等问题。康复医学的对象和范围主要包括三个方面:各种原因引起的功能障碍者;各种原因引起的慢性病患者、亚健康人群;不断增长的老年人群。

康复医学主要包括康复预防、康复评定和康复治疗。康复预防是指通过各种有效手段预防各类残疾的发生、延缓残疾的发展,包括一级预防、二级预防、三级预防。一级预防:预防各类病、伤、残的发生,是最有效的预防手段,可以使残疾发生率降低70%。二级预防:限制或逆转由身体结构损伤造成的活动受限或残疾,可以使残疾发生率降低10%~20%。三级预防:防止活动受限,避免残疾发展为活动受限或残障,最大限度减少残疾或残障给个人、家庭和社会所造成的影响。康复评定是康复治疗的基础,没有康复评定就无法制订康复治疗计划,无法评价康复治疗效果。康复评定应该在开始治疗前、治疗中和康复治疗结束后进行,根据评定结果调整康复计划等。康复治疗是指通过各种有效的专科治疗手段,最大限度地改善病、伤、残者的功能障碍。康复治疗的手段包括物理疗法、作业疗法、言语疗法、康复工程、康复护理、心理咨询、文娱疗法和中医治疗等。

康复医学与临床医学略有不同，采用的是多专业协同工作的方式，共同组成康复团队。在康复治疗团队中，首诊的是康复医师，团队成员包括物理治疗师、作业治疗师、言语治疗师、心理治疗师、假肢与矫形器师、文娱治疗师、康复护士、社会工作者等，这种模式很好地体现了以人为本，以患者为中心的服务模式，能更好地为患者提供服务。

二、社区康复的概念

社区（community）来源于拉丁语，意思是共同的东西和亲密的伙伴关系，不同的学者对其概念的理解和表达不同。在我国，2000 年 11 月，中共中央办公厅、国务院办公厅转发的民政部《关于在全国推进城市社区建设的意见》中，对社区的定义是聚居在一定地域范围内的人们所组成的社会生活共同体。

随着人们对社区康复（community-based rehabilitation，CBR）认识和开展的不断深入，其定义也在不断更新和完善。1981 年，世界卫生组织（WHO）康复专家委员会给出的社区康复定义为：在社区的层次上采取的康复措施，这些措施利用和依靠社区的人力资源而进行，包括依靠有残损、残疾、残障的人员本身，以及他们的家庭和社会。2004 年，世界卫生组织、联合国教科文组织、国际劳工组织按照赫尔辛基会议意见，将社区康复定义为：残疾人康复、机会均等、减少贫困和社会包容的一种社区发展战略，需要通过残疾人自己和他们的家庭、组织和社区，以及相关的政府和非政府卫生、教育、职业、社会和其他服务的共同努力，以促进社区康复项目完成。结合我国国情和社区康复实践，我国对社区康复的定义：是社区建设的重要组成部分，是指在政府领导下，相关部门密切配合，社会力量广泛支持，残疾人及其亲友积极参与，采取社会化方式，使广大残疾人得到全面康复服务，以实现机会均等、充分参与社会生活的目标。

社区康复的这些定义反映了近几十年人们对残疾人康复理念的重大变化，在大原则不变的情况下，在不同的国家和地区也可能具有自己的特色。

三、社区康复的基本原则

社区康复服务在国际上已经开展近 30 年，呈现出多种模式发展趋势。不论采取何种模式，都应遵循社区康复服务的基本原则，其最终目标应是使所有的康复对象享受康复服务，使残疾人与健全人机会均等，充分参与社会生活。

（一）社会化工作原则

通过社区康复服务，康复对象不仅要实现功能康复、整体康复，还要实现重返社会的最终目标，这就需要多部门、多组织、多种人员和力量的共同参与。社会化工作原则主要体现在以下五个方面。

1. 成立由政府领导负责，卫生、民政、教育等多个部门参加的社区康复服务协调组织，制定政策，编制规划，采取措施，统筹安排，督导检查，使社区康复服务计划得以顺利、健康实施。

2. 相关职能部门将社区康复服务的有关内容纳入本部门的行业职能和业务领域之中，共同承担社区康复服务计划的落实。

3. 挖掘和利用康复资源，在设施、设备、网络、人力、财力等方面，打破部门界限和行业界限，实现资源共享，为康复对象提供全方位的服务。

4. 广泛动员社会力量，充分利用传播媒介，使社会团体、中介组织、慈善机构、民间组织和志愿者积极参与社区康复服务，在资金、技术、科研、服务等各方面提供支持。

5. 创造良好的社会氛围，发扬助人为乐、无私奉献的精神，为残疾人和其他康复对象提供热忱的服务。

（二）以社区为本

以社区为本就是社区康复服务的生存与发展必须从社会实际出发，必须立足于社区内部的力量，使社区康复服务做到社区组织、社区参与、社区支持、社区受益。主要体现在以下五个方面。

1. 以社区残疾人康复需求为导向提供服务。

2. 社区政府应当把社区康复服务纳入当地经济与社会发展计划之中。

3. 充分利用社区内部资源，实现资源利用一体化。

4. 社区残疾人及其亲友要主动参与、积极配合。

5. 根据本社区病、伤、残的发生及康复问题，有针对性地开展健康教育。

（三）低成本、广覆盖

低成本、广覆盖是我国卫生工作改革的一个原则，也是社区康复服务应遵循的原则，是指以较少的人力、物力、财力投入，使大多数服务对象能够享有服务，即获得较大的服务覆盖面。具体地说，在社区康复服务中，以较少的投入保障康复对象的基本康复需求，使大多数康复对象享有康复服务。社区康复服务可以就地就近，甚至在家庭中开展训练，不受疗程的限制，可以长期进行，且经济投入仅数百元就可以满足训练的设备要求。

（四）因地制宜

社区康复服务既适合发达国家，也适合发展中国家，其目的是使大多数的康复对象享有全方位的康复服务。只有根据实际情况，因地制宜地采取适合本地区的社区康复服务模式，才能解决当地的康复问题。在经济发达地区的社区康复服务可以兼顾到经济效益和社会保障政策，为康复对象提供的各项康复服务可以是有偿的；在设施设备方面，多具有专门的训练场所，设置有现代化的康复评定、康复治疗和康复训练等设备；在训练地点方面，以专业人员、全科医生、护士在康复机构中直接为康复对象提供服务为主，以家庭指导康复训练为辅；采取的是现代康复技术,如运动疗法、作业疗法、物理疗法、言语疗法、现代康复工程等。而在经济欠发达地区的社区康复服务则以低成本、广覆盖为主,即以成本核算、收支相抵的抵偿或无偿方式提供服务;在设施方面,利用现有场所或采取一室多用的方式提供康复服务;在设备方面,以自制的简便训练器具为主;在训练地点上,以家庭训练为重点,在康复人员的指导下,以康复对象进行自我训练为主;主要应用的是当地传统的或简单的康复技术。

（五）　提供全面的康复服务

为了实现使残疾人获得有助于整体健康、融入和参与的康复服务,社区康复应当遵循全面康复的方针,为社区残疾人提供医疗、教育、职业、社会等各方面的康复服务,最终促进残疾人回归社会,融入社会。

（六）　技术实用

要想使大多数康复对象享有康复服务,必须使大多数康复人员、康复对象本人及其亲友掌握康复适宜技术,这就要求康复技术必须易懂、易学、易会,因此康复技术应注意在以下几个方面进行转化。

1. 现代复杂康复技术向简单、实用化方向转化。

2. 机构康复技术向基层社区、家庭方向转化。

3. 城市康复技术向广大农村方向转化。

4. 外来的康复技术向适用于本地的传统康复技术转化。

（七）　康复对象主动参与

社区康复服务与传统的机构式康复服务的区别之一是康复对象角色的改变,康复对象由被动参与、接受服务的角色,成为主动积极参与的一方,参与康复计划的制订、目标的确定、训练的开展以及回归社会等全部康复活动。康复对象的主动参与主要体现在以下四个方面:

1. 康复对象要树立自我康复意识。

2. 康复对象要积极配合康复训练。

3. 康复对象要参与社区康复服务工作。

4. 康复对象要努力学习文化知识,掌握劳动技能,自食其力,贡献社会。

总之,成功的康复有赖于残疾人、家属、康复专业人员、以社区为本的工作人员以及政府机构之间的紧密合作,才能实现包括医疗、教育、职业、社会等方面的全面康复。

（国丽茹）

第二节　社区康复的服务模式与内容

社区康复是社区建设的重要组成部分,我国地域辽阔,人口众多,地区之间、城乡之间发展不平衡,因此,推行的社区康复的服务模式也有所不同,服务内容也有所侧重。

一、社区康复的服务模式

全科医生是社区康复服务和社区卫生服务网络与资源的核心人物和协调者,也是社区中的病伤残者及其家庭的朋友、代言人、健康保护者和利益维护者,是病伤残者需要的所有预防、医疗、保健、康复等服务的主要提供者和协调者。目前,国内外社区康复模式主要有四种,但都离不开全科医生的精准对接。

(一) 社会医疗合作型

社会医疗合作型社区康复由政府社会部门(国家卫生健康委、中国残疾人联合会、人力资源和社会保障部社会保险事业管理中心等)组织,由康复专家、康复医师、康复治疗师、康复护士团队提供技术支持。

社会医疗合作型社区康复的优势:①得到国家卫生健康部门及残疾人公共福利事业单位的大力扶持;②技术支持,在政府部门领导下,专家团队积极致力于社区康复结构的完善及社区专业康复人员的培养;③资金支持,国家对残疾人事业发展给予支持,经费列入各级财政预算。

发展社会医疗合作型社区康复目前存在的问题:①政府、卫生部门经费支出相对不足,中国残疾人基数大,人均值较低;②专家及康复团队缺乏,由于我国康复医学事业发展相对迟缓,全国康复医师、康复治疗师缺口大;③偏远落后地区覆盖率低,因部分地区基础医疗条件较差、康复意识不强,在康复领域投入精力较少,导致政策不能落实到位。

(二) 医院附属型

医院附属型社区康复由区域性大型综合医院直属或附属,并由该综合医院提供技术支持及人才培养。

医院附属型社区康复的优势:①医院直接领导社区,提供丰富的医疗资源,对康复患者提供专业指导;②医院康复医学科提供技术培训及人才培养,通过轮转方式加强了医院与社区间的康复交流;③医院患者延伸治疗得以满足,全方位完成保健、预防、医疗、康复四大医学体系。

发展医院附属型社区康复目前存在的问题:①因机构交叉、财务不清,工作人员所属机构不明等各种人事及制度问题,医院康复医师及治疗师延伸到社区服务的可行性不大;②双向转诊体制不完善,患者病历信息交流不充分,康复需求人群转介时机不明确;③社区康复与大型综合医院康复医疗水平差距较大,患者信任度有待调查和分析。

(三) 社区康复与社区卫生服务中心一体化

社区康复与社区卫生服务中心一体化模式是中国目前社区康复的主要模

式。社区卫生服务中心在服务站设置康复治疗室,并配有基础的康复训练器材和评定设施,定期对社区所辖范围内的残疾人进行康复治疗和功能评定。同时,开设家庭康复病床,定期派康复工作者到残疾人家中进行康复治疗与指导。各区县所在康复中心应有康复医生定期到周围的社区卫生服务中心进行技术指导和康复知识讲座,有针对性地举办一些社区康复技术培训班,或通过互联网进行远程教育。

社区康复与社区卫生服务中心一体化模式的优势:①是目前康复医学与社区结合的最主要形式,具有广泛的区域机构基础;②社区卫生服务中心作为国家基础医疗卫生机构,其覆盖范围广,城镇分布相对较平衡;③成熟的社区卫生服务中心管理机构中基础类临床设施及人员配备较齐全;④建设成本低,在社区卫生服务中心成熟的基础上引进或扩大康复医疗设施,丰富医疗范围,管理灵活,人事编制问题较容易解决;⑤康复需求人群就医方便,节约社会资源;⑥贴近居民生活环境,康复目标明确,改善居民生存质量,提高居民康复意识。

发展社区康复与社区卫生服务中心一体化模式目前存在的问题:①服务内容较单一,大多只涉及中医理疗按摩类,现代康复理念尚未普及;②专业康复治疗师数量绝对不足;③康复设施相对不齐全;④社区收入相对较低,人才引进不足;⑤与大型医院合作有限,转介体制不完善。

(四)社会资源开办社区康复医院

社会资源开办的社区康复医院以其独特的私人经营模式,以服务康复人群为目的,合理地获得利益。中国已经步入老龄化社会,康复医疗服务需求量大,增加了社会资源兴办社区康复医院的可能性。社会资源承担的社区康复有国家法规支持,且运转灵活,宣传影响力较大。

社会资源开办社区康复医院的优势:①经费充足,可配备先进的康复器材,通过吸引高级的康复专业人才,提高专业水平和服务质量;②体制灵活,利于管理,效率高;③服务内容丰富,利于延伸至家庭康复方向;④可借鉴私人医院运作模式,有章可循。

发展个体社区康复模式目前存在的问题:①目前国家医保涵盖范围尚未涉及康复器械类治疗,导致部分医保人群治疗受限;②因其利润收入及运作的不稳定性,影响社区康复可持续发展,导致康复需求人群流失或犹豫;③盈利模式与社区福利性质有所矛盾。

二、康复评定的种类和特点

(一)康复评定的种类

社区康复评定是以人体功能及社区功能评定为主。人体功能,一方面包括个人的躯体功能,另一方面包括个人在家庭和社会生活中所能发挥的能力及作用。

1. 人体具有的功能

（1）摄取食物能力：人体摄食功能障碍可以部分地依靠外力介入而得到补偿，或者由人体其他器官代偿。不同时期不同程度的摄食能力是人体功能评定的基本标准之一。比如：婴儿期的接受喂养能力，饥渴时的哭叫，对食物本能的接受能力（包括消化能力）；垂老病危时对临床鼻饲的接受程度等。

（2）环境适应能力：人体对环境的适应主要指对生存空间的适应。一方面，人体各部位和各器官对环境的要求有所不同，如果环境变化妨碍了人体的生长、生存和运动，就会使人体受到伤害从而影响功能的正常发挥，甚而改变人生存的正常状态。另一方面，各类残疾人由于器官或肢体受损而存在心理或身体障碍，对环境的适应力能力降低，也会不同程度地影响人体的功能。

（3）代偿能力：当身体的肢体或某种器官因残疾而丧失了功能时，就会用身体的其他部位来代替缺失的部分发挥作用，以补偿其功能。

（4）防卫能力：指人体对外来干涉可能造成伤害的防备和自我调节、自我保护功能。这种能力包括人体各部位的运动和协调性，也包括人的意识能力和应变能力。

（5）思维能力：是人类特有的能力，是对外界环境和信息的接受能力、理解能力和支配能力。这种能力体现在认知和学习方面，并可通过智商来检测。因为人体不能单纯地理解为躯体，所以思维能力是人体功能的重要内容，并且在很多情况下对躯体的存在状态起决定性作用。

2. 社区功能评定的种类　社区功能评定是对病伤残者的躯体功能、日常生活活动能力、精神心理、生活质量、社会生活能力的评定，以及家庭、社区环境的评定等，主要包括以下内容：

（1）肌力评定：躯体功能性肌力评定是评定关节某种运动（如屈曲运动）中的一组肌肉的功能性肌力，通常采用 K. W. Lovett 徒手肌力评定（manual muscle strength assessment，MMT）分级方法或等速肌力评定。

（2）肌张力评定：肌张力是指维持特定静止或运动姿势肌肉所保持的紧张状态，是维持身体姿势和正常活动的基础。肌张力评定以手法检查最为常用。常用的评定方法为改良阿什沃思量表（modified Ashworth scale）。

（3）关节活动范围（range of motion，ROM）评定：可以了解关节活动受限的程度，是主动活动受限还是被动活动受限；分析活动受限的原因，以便选择改善的方法，并为康复治疗的效果和肢体功能的预后评估提供依据。通常使用的测角工具是关节量角器。

（4）平衡功能评定：平衡功能是运动功能的重要组成部分。人体的平衡功能分为静态平衡和动态平衡两大类。其评定方法有主观的观察法、量表法以及客观的平衡测试仪评定。常用的平衡量表有 Berg 平衡量表和 Fugl-Meyer 平衡量表。

（5）躯体异常运动的评定：肢体的异常运动多由于中枢神经系统（脑和脊髓）损伤所致，影响肢体正常姿势的维持，妨碍正常运动的完成，常见肢体痉挛、手足徐动症、共济失调等。

（6）步态分析：评定内容包括步长，步频，步行周期，髋、膝、踝关节的角度变化及异常步态分析。常用的评定方法包括目测观察法、步态分析仪评定等。

（7）日常生活活动（activities of daily living，ADL）能力评定：进行 ADL 评定是确定康复目标、制订康复计划、选择治疗与训练方法、评估康复疗效的依据，是康复医疗中必不可少的重要步骤。目前主要采用修订的巴塞尔指数（Barthel index）评定。

（8）功能独立性评定量表（functional independence measure，FIM）：不仅能够对躯体功能进行评定，还可以对言语、认知和社会功能进行详细的评定。

（9）高级脑功能评定：是指运用标准化的心理测量工具，对病伤残者的心理状态、心理特征和心理活动及行为等进行定性与定量描述的过程，包括以下几方面。

1）认知功能：评定主要以认知觉、感知觉、心理方面为主。认知评定包括记忆、注意、计算、思维、信息加工与决策等；感知觉评定包括视觉空间认知障碍、失认症、失用症等。常用评定方法包括简明精神状态检查量表（mini-mental state examination，MMSE）、注意力测评、临床记忆测验、韦氏记忆量表等。计算机认知感知评定系统评定方法简单、易于操作，使用范围越来越广。

2）智力测验：运用较为广泛的是韦氏智力量表，结果以智商（intelligence quotient，IQ）表示。

3）痴呆筛查：智力明显低于正常水平的严重认知障碍，可采用 MMSE 评定。

4）情绪状态评定：情绪状态有积极与消极之分，临床上常见的消极情绪状态有抑郁和焦虑两种。多采用汉密尔顿抑郁量表（Hamilton depression scale，HAMD）和汉密尔顿焦虑量表（Hamilton anxiety scale，HAMA）评定。

（10）社会方面：社会活动能力、社会参与能力、生存质量等。

（二）　社区康复评定的特点

1. 遵循全面康复的原则，为正确制订心身全面的康复方案提供科学依据。

2. 以维持功能、恢复功能、预防残疾、改善生活质量、提高社会适应能力和社会参与能力为核心。

3. 将现代康复和传统的中医康复相结合，采用中国特色的中西医结合康复理念和技术。

4. 为患者回归家庭或社会的康复锻炼提供建议和指导。

5. 根据实际情况，充分考虑因地制宜的方针。

三、社区康复的内容

社区康复主要包括残疾筛查、医学康复、康复训练指导、日间照料与养护、工作和文娱疗法(简称工娱疗法)、职业康复、心理支持、知识宣传普及等多方面内容。

(一) 残疾筛查

为掌握社区残疾人基本情况,及时发现新增残疾人或容易导致残疾的高危人群并采取积极的干预措施,需要建立社区残疾筛查制度。以社区为单位召开残疾人线索调查会议,由村(居)委会干部、社区康复员、社区康复协调员和其他专业人员共同对疑似残疾人进行记录和整理,并向当地社区卫生服务中心(站)、乡镇卫生院和残疾人联合会报告。县级残疾人康复专家技术指导组(由医疗、康复、教育、辅助器具适配、职业康复等专业人员组成)对筛查出的残疾人进行综合评定,制订康复训练计划,并在社区建档立卡。对社区内新发生的残疾人,要及时报告相关部门,进行综合评定并进行早期干预,以减轻残疾程度。同时,将新增残疾人纳入已有的康复服务网络,及时提供有效服务。

(二) 医学康复

根据残疾人的功能障碍状况、康复需求及家庭经济条件,依托城市社区卫生服务中心(站)和有条件的农村乡镇卫生院、村卫生室及其他医学康复机构,采取直接服务、家庭病床和入户指导等形式,为残疾人提供诊断、功能评定、康复治疗、康复护理和转诊等服务,如对各类残疾人进行健康体检,开展残疾人早期筛查、诊断,对肢体残疾人进行运动功能、生活自理能力训练,指导精神病患者合理用药等。

(三) 康复训练指导

在专家技术指导组和社区卫生服务中心(站)、乡镇卫生院、学校、幼儿园等机构的专业人员指导下,在社区和家庭为各类残疾人提供康复训练指导服务。例如:为肢体残疾人制订训练计划,指导其开展各项功能训练,做好训练记录和效果评估;开展低视力患者康复和盲人定向行走训练;监督精神疾病患者服药,对康复期的精神疾病患者进行综合性康复;组织智力残疾人进行简单劳动,提高生活自理能力;对听力残疾人进行听力语言康复训练;对各类残疾儿童开展早期抢救性康复;为需要配戴辅助器具的残疾人提供康复咨询,辅助器具适配、维修和租借等服务,指导其正确使用辅助器具,并对残疾人配戴辅助器具后的效果进行阶段性评估;对残疾人生活环境进行评估,对影响残疾人出入、导致残疾人行动不便的家庭和社区环境进行无障碍改造;根据残疾人在文化教育、职业培训、劳动就业、生活保障、无障碍环境改造及参与社会生活等方面的需求,联系有关部门和单位,提供有效的转介服务。

（四）日间照料与养护

依托社区现有资源如养老所,在社区开设场所,为丧失生活自理能力的重度精神疾病患者或智力残疾人、肢体残疾人等提供日间照料和养护服务,增强其参与社会生活的能力,使社区中的精神、智力与肢体残疾人就近得到康复服务。

（五）工娱疗法

利用工疗站、娱乐治疗站、农疗基地等现有设施和人员,安排轻度智力残疾人和病情稳定的精神疾病患者,以及有一定活动能力的肢体残疾人,进行社区清洁、体育游戏等康复活动,参与简单手工制作或简单生产劳动,减缓心理压力,开展社会适应能力训练和各种文体娱乐活动。

（六）职业康复

根据劳动就业部门的相关信息,通过对残疾人个体能力的评定,依托社区开展针对性的职业康复活动,帮助残疾人改善身体功能,并提供职业技能培训,促进残疾人参与社会生活或就业。

（七）心理支持

通过了解、分析、劝说、鼓励和指导等心理咨询和心理治疗的方法,以个别访谈和小组交流等方式,鼓励残疾人及其亲友正确面对残疾,树立康复信心,坚持康复训练,帮助残疾人取得良好的康复效果。组织成立残疾人亲友会和残疾人互助组织,开展康复经验交流、支持互助等活动。

（八）知识宣传普及

组织卫生、教育、心理等专业技术人员,为社区内残疾人及其亲友举办知识讲座,开展康复咨询活动,发放康复科普读物,宣传国家的康复政策、残疾预防知识和康复训练方法。

四、中医药传统康复

中医药传统康复是在中医理论的指导下,通过针灸、推拿、拔罐疗法、中药等中医手段,针对病、伤残诸症,老年、慢性病症患者的躯体、心理和社会功能障碍,改善或恢复其日常生活、学习和工作的能力,促进其回归家庭、社会,提高生存质量的一门传统医学。

（一）中医药传统康复的特色与优势

1. 中医药传统康复的特色 ①传统康复在社区针对不同康复对象,制订简单、安全、有效、易学的传统康复方案,传授给患者及家属。②传统康复注重"治未病",其基本理念包括"未病先防""既病防变"和"瘥后防复"。该理念与传统康复方法相结合,旨在降低慢性病发病率,提高潜在患病人群的健康水平。③传统康复注重内治与外治相结合、自然康复与治疗康复相结合进行治疗。治疗过程中强调自身"正气"的恢复,通过内治与外治的方法,使病变部位接收外界治疗的同时,机体自身的修复能力也得到了加强。

2. 中医药传统康复的优势 患者及家属对传统医学情有独钟,易于接受,而且简单方便、成本低。

(二) 社区开展中医药传统康复的基本要求

1. 人员配备 传统康复人员的配备目前没有统一标准,应根据各自工作实际情况合理配置。

2. 场地设施 社区康复一般应有使用面积 80m² 以上的业务用房,内设推拿治疗床,每张床净使用面积以 5~7m² 为宜。诊疗室的通行区域和患者经常使用的主要公共设施(如卫生间等)应体现无障碍设计,走廊墙壁应有扶手装置,同时注意地面防滑。

3. 常用设备 治疗室应配有推拿治疗床、颈椎及腰椎牵引设备、皮肤消毒用具、血压计、听诊器、红外线灯、针灸针、电针仪、火罐、刮痧板、艾条、艾灸仪、针灸穴位挂图、传统运动疗法教学视频及播放设施。

4. 技术培训 社区传统康复人员应经常参加理论和实际操作培训,邀请名中医师坐诊,外派进修,参加各种技术培训班以提高技术水平。

5. 社区宣教 利用传统中医理论进行宣教。

(1) 定期体格检查时,对居民健康状况进行评估和中医辨识,及时进行中医调理、中药、针灸、按摩等。

(2) 将传统康复知识纳入社区健康教育内容,通过举办科普讲座,开展咨询活动,发放科普读物,制作宣传板等形式加强宣传,使传统医学的理念深入人心。

(3) 在社区内开展传统运动疗法教学活动,如太极拳、八段锦等集体训练或比赛。

6. 掌握常用中医药传统康复适宜技术 中医药传统康复适宜技术是指安全有效、成本低廉、简便易学的中医技术,包括以下方法:

(1) 推拿疗法:又称按摩,运用推拿手法作用于体表的经络穴位、特定部位,以调节机体功能,改善病理状态达到防病治病的目的。

(2) 针灸:利用针法和灸法通过刺激穴位和经络调整人体脏腑功能,治疗疾病。

(3) 拔罐疗法:以罐为工具,利用燃烧、挤压等方法排除罐内空气,造成负压,使罐吸附于体表特定部位(患处、穴位),产生广泛刺激,形成局部充血或淤血现象,达到防病治病、强壮身体为目的的一种治疗方法。

(4) 中药熏蒸疗法:是一种中药外治疗法,利用中药煎煮后产生的蒸汽,通过熏蒸机体达到治疗疾病目的。

(5) 传统运动疗法:是指运用太极拳、八段锦、五禽戏等传统运动方式进行锻炼,以疏通经络、活动筋骨、调节气息、调和脏腑、增强体质,从而达到治病强身的目的。

（6）饮食康复疗法：利用食物特性或加入药物制成药膳来影响机体功能，治疗或预防疾病。

（7）康复心理疗法：中医讲情志疗法，通过影响或改善患者的认知、异常情志和行为异常，使形神调和、促进健康。

（8）文娱疗法：常用音乐、舞蹈、朗读来缓解紧张、焦虑或抑郁情绪。

（胡文清）

第六章 卫生信息管理

第一节 基层医疗卫生机构信息系统

基层医疗卫生机构信息系统是指在社区卫生服务中心(站)、乡镇卫生院和村卫生室的业务工作和管理工作中,利用计算机技术、互联网通信技术等手段,对医疗服务过程中产生的数据进行采集、存贮、处理、传输、汇总和分析,从而提供全面的、自动化的管理的信息系统,以满足城乡居民的基层医疗服务需求、健康档案管理工作需求、公共卫生服务需求等。基层医疗卫生机构信息系统的出现,有助于提高基层医疗卫生服务质量和效率,提升卫生管理效率和决策水平,满足城乡居民的基本医疗卫生服务需求。

基层医疗卫生机构信息系统是从群众对卫生服务的需求和基层医疗卫生机构实际情况出发,以居民健康档案管理为基础,包括基本医疗服务信息管理、公共卫生服务信息管理和基层医疗卫生信息的综合管理等内容,对提升基层医疗卫生机构管理科学化和规范化,促进人口健康区域信息网格化管理,构建安全统一、管理规范、资源共享的基层医疗卫生信息化服务体系,有着十分重要的作用。

一、基层医疗卫生机构信息系统的作用

建设基层医疗卫生机构信息系统,加强基层医疗卫生机构管理信息化,是深化基层医药卫生体制改革的一项重要内容,是规范基层服务能力的关键手段,是构建区域医疗卫生信息化的重要基础。其作用主要体现于以下三个方面:

(一)有效促进和规范了我国基层医疗卫生机构信息化建设

2012年4月,国务院办公厅印发《深化医药卫生体制改革2012年主要工作安排》,文件要求:加快推进基层医疗卫生机构信息化建设,建立涵盖基本药物供应使用、居民健康管理、基本医疗服务、绩效考核等基本功能的基层医疗卫生信息系统,统一技术信息标准,实现与基本医保等信息互联互通,提高基层医疗卫生服务规范化水平。

2018年以来,国家连续出台系列政策文件,就促进互联网与医疗健康深度融合发展作出部署,互联网医疗逐渐步入发展的快车道。为促进和规范全国基层医疗卫生机构信息化建设,明确基层医疗卫生机构信息化建设的基本内容和

要求,2019 年 4 月 28 日,国家卫生健康委、国家中医药管理局联合发布《全国基层医疗卫生机构信息化建设标准与规范（试行）》（以下简称《建设标准与规范》）。《建设标准与规范》针对目前基层医疗卫生机构信息化建设现状,着眼未来 5~10 年全国基层医疗卫生机构信息化建设、应用和发展要求,对社区卫生服务中心（站）、乡镇卫生院（村卫生室）提出了具体建设要求,基层医疗卫生机构信息系统建议部署在县级或以上全民健康信息平台,鼓励基层医疗卫生机构根据自身情况,积极推进云计算、大数据、人工智能等新兴技术应用,更好地服务广大百姓。

"十三五"期间,我国基层卫生信息化发展迅速,表现为信息系统快速普及,互联互通得到加强,业务应用丰富多样。国家卫生健康委统计信息中心调查显示,在全国范围内,社区卫生服务中心的信息系统覆盖率为 72.6%,乡镇卫生院的信息系统覆盖率为 82.0%,基层医疗卫生机构的电子病历应用率为 68.2%,居民健康档案管理信息化率为 92.1%。

（二）　充分满足了基层医疗卫生服务各方面的需求

基层医疗卫生机构信息系统通过公共卫生服务与基本医疗服务信息联动,建立与临床信息互通共享、动态连续的电子健康档案,增强健康管理能力。居民就诊时,可以获得更优质和连续的卫生服务,享受更便捷、全方位的疾病诊治、医疗咨询、健康教育、医疗保健等健康服务;信息系统可引导居民进行自我医疗管理,制订自我疾病防范计划,以及进行健康档案信息的自我维护。疾病预防控制机构可以及时获取基层医疗卫生机构的传染病个案信息,智能分析出区域群体疫情状况,对传染病、慢性病、精神病等疾病进行实时监控和预警报告。管理者借助信息系统可实时生成的记录和统计分析数据,及时、客观地对机构、医务人员进行绩效考核,有利于推动科学管理,完善激励机制,转变基层医疗卫生服务模式。

（三）　有力支撑了区域医疗卫生信息化的构建

建设基层医疗卫生机构信息系统是构建区域医疗卫生信息化的重要基础。基层医疗卫生机构是我国医疗卫生服务体系的网底,是居民健康档案信息数据的源头。建设基层医疗卫生机构信息系统,保障真实可靠的一线数据来源,可为互联互通、资源共享、分工协作、统一高效的区域医疗卫生信息化建设奠定基础。

基层医疗卫生机构与大中型医院开展多种形式的联合与合作,建立远程医疗、分级医疗和双向转诊制度,促进大中型医院与基层医疗卫生机构之间形成业务联动、优势互补、疾病诊治连续化管理的机制,最终实现"小病在基层,大病到医院,康复回基层"的就医格局。信息化建设可达到各类医疗机构之间信息共享、提高质量、降低费用的目的,实现区域医疗资源的合理利用。

二、居民健康档案管理

居民健康档案是记录居民与家庭、社区的健康状况相关资料的信息资料库,它包括个人基本信息采集、健康体检信息、病例保健记录以及家庭和社区的相关信息存档等,对健全社区居民健康信息、落实社区卫生服务功能起着重要的作用。居民健康档案一般包括个人健康档案、家庭健康档案和社区健康档案。

(一) 建立社区居民健康档案的基本要求

全科医疗中居民健康档案在形式上要统一、简明、实用,在内容上应具备真实性、完整性、逻辑性、严肃性和规范化。

1. 档案信息的真实性　真实性是一切资料可用的前提,作为保健、教学、科研、法律工作的依据,健康档案应能够真实反映居民当时的健康情况,要如实记载居民的病情变化、治疗经过、康复状况等详细的资料。

2. 档案信息的完整性　内容简洁完整,各种资料必须齐全。居民健康档案应该包括个人、家庭和社区三个部分,所记录的内容包括患者的就医背景、病情变化、评价结果、处理计划等,并能从生物、心理、社会各个层面去记录。

3. 档案信息的逻辑性　是指内容的安排、取舍要符合逻辑。病历记录表格采用以问题为导向的记录方式,把患者的健康问题进行分类记录,每次患病的资料可以累加,从而保持了资料的连续性。

4. 档案信息的严肃性　是指健康档案记录的工作人员必须具有严肃认真的态度,这是保证前几项要求的条件,也能反映医生或其他医务人员的工作态度和品质。

5. 档案信息的规范化　是健康档案交流、传递、评价的必要条件,有利于此项工作的评估。居民健康档案是一种医学信息资料,资料的记录要规范化,各种图表制作、文字描述、计量单位使用都要符合有关规定,健康档案的设计必须科学、合理,要便于计算机资料检索。

(二) 居民健康档案的类型与内容

1. 个人健康档案　居民个人健康档案信息的内涵是指一个人从出生到死亡的整个过程中,其健康状况的发展变化情况以及所接受的各项卫生服务记录的所有相关信息的总和。个人健康档案内容包括个人基本信息、健康体检、重点人群管理记录和其他医疗卫生服务记录。

2. 家庭健康档案　家庭健康档案是居民健康档案的重要组成部分,是基层医疗卫生机构为辖区内常住居民以家庭为单位建立的基本健康信息记录。全科医疗中的家庭健康档案包括家庭基本资料、家庭人数、建档医生及护士信息、家庭保健记录等内容。

3. 社区健康档案　社区健康档案是指以社区为范围,通过建立社区健康档案,采集社区基本情况信息,记录和反映社区卫生、环境特征以及资源利用状况,提供社区健康档案查询统计功能并在系统分析的基础上作出的社区卫生诊断。内容包括社区的自然环境状况、人文及社会环境状况、人口学特征、社区居民健康状况、社区资源情况等。

（三）居民健康档案信息化管理的意义

加强居民健康档案信息化建设与管理是当前医疗卫生机构管理的重要组成部分,是医疗卫生机构改革发展的需要。通过信息化建设与管理,探索当前居民健康档案管理解决方案,不仅可以有效提高当前居民健康系统档案管理服务质量,而且可以有效解决当前档案管理中普遍存在的复杂疑难问题,为居民健康档案项目的正常运行提供有力支持。

1. 通过居民健康档案系统的信息管理,可以避免纸质档案数据的丢失和破坏,充分保证档案信息的完整性。在档案信息化管理方面,可以提升医院档案管理的效率,简化档案管理方面的相关流程,让档案管理更为便利,向居民提供更为优质的服务。

2. 信息化的居民健康档案能够充分满足不同领域信息资源的管理和开发需求,有助于全科医生全面掌握居民健康状况和制订卫生服务计划。全科医生在为居民提供连续性、综合性、协调性和高质量的医疗保健服务时,必须充分了解居民健康状况及与之相关的健康信息;完整的居民健康档案还应记载社区卫生机构、卫生人力等社区资源的信息,为全科医生进行社区卫生诊断、制订社区卫生服务计划提供详细的基础资料。

3. 信息化的居民健康档案是全科医疗教学及科研的重要参考资料。居民健康档案以问题为中心,反映了生物、心理和社会三方面的问题,在全科医学教学中可以帮助培养医学生的临床思维能力;同时,真实、完整和规范化的居民健康档案也为研究居民健康状况的科研课题提供了理想的资料。

4. 信息化的居民健康档案使查询等工作变得更为便捷,医务人员看病、问诊更方便。在遇到疑难杂症或少见疾病时,医务人员可通过居民健康档案查找和分析以往诊治的病例,总结相关诊疗经验。

三、全科医生与远程医疗

我国近三分之一的人口分布于县级以下医疗卫生资源欠发达地区,随着人民生活水平的不断提高,患者对优质医疗资源、个性化服务的需求越来越高。全科医生依托基层医疗卫生机构信息系统,可将全科诊疗转移到线上,这种线下结合线上的诊疗模式可以缩短服务时间和改善服务可及性,为患者提供更加灵活的就医选择。对于慢性病或行动不便的患者,采用远程医疗模式可在医患关系中发挥重要的连接作用。通过在线预约挂号、规范化的电子处方和病历模板,远程监测和分享健康信息,有效缓解广大群众看病难、看病贵、看病远的难题,全科医生和患者的交流将焕然一新。

远程医疗模式一方面给患者带来良好的线上就医体验,另一方面给全科医生提供触控式的全景信息展现,成为日常工作的高效工具。其患者端的核心功能主要包括:①在线诊疗服务,如咨询、复诊、智能导航;②查询服务,如检查、检验报告的线上查询;③账户服务,如注册、认证、家庭就诊人、建档、电子健康卡;④便捷服务,如线上挂号缴费、病历邮寄、送药到家等。全科医生端的主要功能包括:①诊疗服务,如远程问诊、在线咨询;②医嘱开立,如诊断、处方、检查检验申请单的开立,追加医嘱;③审方服务,如在线审方、在线续方;④患者管理,如患者分组、复诊复查、随访计划、满意度调查、各类报告和医嘱详情的调阅;⑤查询服务,如患者门诊历史记录查询以及住院记录、出院记录、医嘱详情的调阅。

全科医疗与远程医疗融合的诊疗方式使医生可以突破地域界限,医疗资源得到更合理的配置。患者可以充分向上级医院医生进行咨询,按照医生的指导进行转诊,实现逐级就医。这有利于全科医生全面掌握患者的资料,并与其进行良好沟通,推进双向就诊模式,缓解看病难问题。同时也使上级医院的医生对所接诊的患者有比较全面的了解,为基层全科医生提供医疗技术方面的支持,促进基层医疗技术水平的提升。

四、转诊绿色通道

基层医疗卫生机构信息系统转诊绿色通道的建立,实现了双向转诊过程中基层医院与上级医院间预约、检查等多种功能业务的贯通,能够更好地为基层群众提供便捷、高效、优质、连续的医疗卫生服务。

(一) 门诊向上转诊

患者在基层医院门诊就诊时,基层全科医生可以直接通过转诊绿色通道,在线预约上级医院专家协助诊断、治疗,实现门诊上转。患者在线进行实名认证后,互联网医院信息平台自动集成患者在基层医院的就诊资料,上级医院专家能够在线查看患者在基层医院的病历、检查报告等病历资料,能够同时与基层全科医生、患者进行三方实时音频、视频、图文交流,指导基层全科医生进行诊治。会诊结束后,上级医院专家可以在线填写会诊意见供基层全科医生参考。

(二) 住院/手术向上转诊

基层医院住院患者按病情需要,由基层全科医生通过转诊绿色通道预约上级医院专家进行云查房,视频连线查房的过程中,专家同样可以实时查看患者在基层医院的病历资料,指导基层全科医生及时调整治疗方案,并在线给出查房意见。若在云查房过程中确定患者需要上转住院治疗或手术时,由基层全科医生发起拟转诊申请,填写上转转诊单,患者信息就可以进入上级医院入院服务中心信息平台,专家通过互联网医院信息平台完善入院前检查。患者在线支付相关费用后同样可以实现处方流转配送、线上预约检查、在线报告查询等服务。患者经综合评估后确定需要转院的,由上级医院入院服务中心绿色通道优先预约床位和手术,患者直接由基层医院转入上级医院住院治疗。

（三）向下转诊

患者在上级医院经住院治疗或手术病情稳定后,由上级医院医生开具下转医嘱,填写下转转诊单。转诊单、病历资料通过转诊绿色通道传递至基层医院,患者直接转入基层医院病房继续康复治疗。患者在基层医院进行康复治疗阶段,基层全科医生同样可以预约上级医院专家进行云查房,与专家交流患者康复进展,有针对性地调整患者的康复治疗方案。

（李全翰）

第二节　循证医学在全科医疗实践中的应用

自全科医学引入我国后,在各方面的支持与推动下,在众多全科医疗实践工作者的不懈努力下,全科医学取得了长足的发展。全科医学集基础医学、临床医学、预防医学、行为医学及社会医学为一体,与预防、保健、医疗和康复等相互结合,按患者需求实施全科医疗服务。全科医生立足于社区,为进一步提高其医疗服务的科学性,引入循证医学（evidence-based medicine, EBM）,形成以循证思维为主体的循证全科医疗,为全科医疗的决策方案提供科学证据。通过循证医学的学习,全科医生将学会批判地评价不断涌现的新的医学研究信息,并把科学的研究证据运用到临床实践中,学会处理临床实践中的不确定性。

一、循证医学

（一）循证医学的概念

循证医学是将最佳的研究证据,临床医生的技能、经验,以及患者的期望、价值观,三者完美结合,并在一定条件下付诸实践的实用性科学。其内容包括3个要素:①有说服力的临床研究最佳证据;②临床医生的经验与技能;③患者基本的价值观与愿望。在临床医疗实践中,运用循证医学"以证据为基础"的临床思维方式,目的是保障诊断和治疗必须以当前可得到的最佳临床研究证据为基础,同时结合医生临床经验和来自患者的第一手临床资料,并尊重患者的选择和意愿,三者缺一不可,从而保证患者获得当前最好的治疗效果（图6-2-1）。

（二）循证医学遵循的四项原则

1. 必须是基于问题的研究,先确定临床上遇到的实际问题,然后将问题具

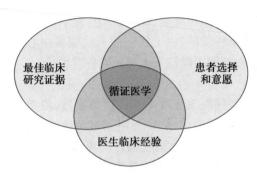

图 6-2-1　循证医学的概念

体化为可以回答的科学问题,即开展研究。

2. 必须是遵循证据的决策,强调医疗决策应尽量以客观研究结果为依据。

3. 必须关注实践的结果,将解决的问题升华为证据,对未解决的问题持续探索。

4. 必须进行后效评价,考虑成本效果。

二、循证医疗实践的基本步骤和方法

循证医疗实践的基本步骤和方法,包括提出明确的临床问题、检索相关证据、严格评价证据、应用证据和后效评价(图 6-2-2)。

1. 提出明确的临床问题　是循证医疗实践的关键。它包括如何提出有关疾病预防、诊断、预后、治疗及病因等方面的问题。

2. 检索相关证据　根据提出的问题,制订出关键词或主题词,根据关键词或主题词在中文期刊、外文期刊进行检索,并筛选出与提出的问题匹配度高的、文章质量高的、可以用来解决问题的相关证据。

3. 严格评价证据　对根据检索后收集到的证据进行严格评价。评价证据:①初筛临床研究证据的

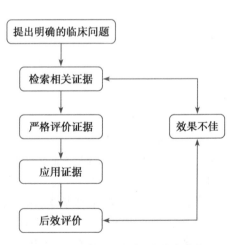

图 6-2-2　循证医疗实践的基本步骤

真实性和相关性;②确定研究证据的类型;③评价检索的证据是否支持研究结论,检索的证据是否有临床价值,通过检索证据得出的研究结论是否可以用于解决相似问题;④对检索的证据进行评价后,找到解决提出问题的最佳证据。

4. 应用证据　根据对所收集到的证据进行评价,筛选出最佳证据,并将

其应用,形成最佳解决方案。应用证据时,应当考虑到患者真实情况、患者选择及意愿,同时结合医生本身的技能、经验,兼顾三者的关系,得出最终解决方案。

5. 后效评价 经过临床实践应用后,对根据证据所制订的解决方案进行后效评价。若根据上述四个步骤,结局成功、理想,则可应用于进一步实践;反之,若根据上述四个步骤,结果失败、不理想,则可能需要寻找新的证据,然后再次用于实践并进行后效评价。

三、循证全科医疗实践

循证医学"以证据为基础"的理念和全科医疗"以患者为中心,以问题为导向"的理念相符合,两者相互促进、相互依赖。近年来,以循证医学为基础开展全科医疗服务是促进全科医学发展的新趋势。

(一) 循证全科医疗实践与全科医疗实践的联系

循证全科医疗实践是循证医学方法在全科医疗实践中的运用与升华,两者相互联系,包括以下 3 个方面:①实践的出发点均是以促进患者健康为宗旨;②实践的内容均承担预防保健、常见病多发病诊疗、转诊、患者康复、慢性病管理等一体化服务;③实践的目标均是以改善居民整体健康、提高生活质量为目的。

(二) 循证全科医疗实践与全科医疗实践的区别

循证全科医疗实践是在一般全科医疗实践的基础上融入循证医学,两者在实践模式、实践的证据来源、实践中生产证据、评价实践效果、实践的结局指标方面有所区别(表 6-2-1)。

表 6-2-1 循证全科医疗实践与全科医疗实践的区别

项目	循证全科医疗实践	全科医疗实践
实践模式	基于科学证据的临床模式,采用"PICO"模式	基于全科医生的临床经验进行临床决策
实践的证据来源	针对基本医疗服务当前最佳的研究证据	以全科医生的经验、直觉和既往的基本医疗服务规范为依据
实践中生产证据	倡导全科医生开展研究,解决目前证据资源不能解决的问题,提供方法和条件	全科医生缺乏开展科研、主动"生产证据"的意识、方法和条件
评价实践效果	在实践中反复进行效果评价,并提供方法和控制,推动全科医疗服务质量的不断改善	不重视实践效果的评价,不利于全科医疗服务质量的提高
实践的结局指标	更关注患者的最终结局	针对当前临床问题的解决

（三）循证全科医疗实践的应用

在临床工作中，应当有意识地训练提出临床问题的能力，知道如何查找到指导全科医疗实践的相关证据，并将"最佳证据"与医生自身经验及患者选择、意愿相结合，真正体现"以患者为中心"的原则。我国循证全科医疗实践的应用中，第一步，确定拟弄清的临床问题；第二步，查找证据；第三步，应用证据指导临床决策；第四步，评价循证实践的效果；第五步，实践结果好则进行后效评价，若效果不好则返回第一步重新开始（图6-2-3）。

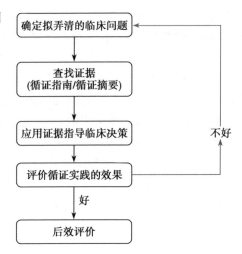

图 6-2-3　我国循证全科医疗实践的模式

在选择临床问题时需考虑以下因素：①在全科医疗领域中涉及面最广的问题；②在诊断与鉴别诊断、预防与治疗过程中最需要解决的问题；③医患双方最关注的焦点问题；④目前最有可能解决的问题。选择临床问题后通常需要采用国际通行的 PICO 模式来构建问题（表6-2-2）。

表 6-2-2　PICO 模式

PICO	含义	问题内容
P（patients/problem）	患病人群或健康问题	与诊断治疗有关的患者特点（年龄、性别、地域、种族、环境、职业） 等待解决的健康问题（现患疾病以及其他有临床意义的症状等）
I（intervention/exposure）	干预措施或暴露因素	暴露的危险因素 诊断性试验方法 预防与治疗方法
C（comparison/control）	比较干预或暴露措施	对照组的干预措施、治疗药物、诊断方法 可能是空白对照，希望实现的治疗目的，达到的治疗效果
O（outcome）	临床结局	希望达到的治疗目标及效果（如病死率、存活率等）

（五）以患者为导向的证据

以患者为导向的证据（patient oriented evidence that matters，POEM）是由美国

的全科医学教授 David Slawson 和 Allen Shaughnessy 率先提出。POEM 强调对患者具有重要意义的临床结局。POEM 是回答 PICO 构建临床问题的证据,主要针对与患者相关的重要结局,如发病率、病死率或生活质量的改变。按照以患者为中心的全科医疗理念,全科医生在开展循证临床实践时要以患者为中心,重点评价诊断、治疗方法对预后终点指标的证据,即使用 POEM 的循证医学要求。

纳入 POEM 证据的标准是:①这些证据可以帮助全科医生解决日常医疗实践中遇到的需要处理的临床问题;②这些文献和证据所测量到的临床结果对于全科医生和其患者是重要的,包括症状、发病率、生命质量和病死率等评价指标;③这些证据可以提高全科医生的医疗实践水平。

由此可见,循证全科医疗实践需要全科医生具备科学的态度和开展循证实践的能力。全科医生在工作中,既要加强自我学习,保证知识的积累和更新;又要积极参与继续教育和学术研讨会,不断接受循证医学培训;还要批判性地评价新知识和信息;更要加强医患沟通,确保临床决策符合患者的价值取向和意愿。

（陈　红）

第七章 预防医学

第一节 预防医学的策略

人类自有文明史以来,就开始了与严重威胁人群健康的疾病的长期斗争,探索疾病病因,开展疾病防治,改善人群健康,制定公共卫生政策与策略。这期间预防医学、流行病学、临床医学、基础医学及其他学科交叉融合,协同发展。作为预防医学的骨干学科,流行病学是现代医学领域的一门重要的基础学科,其有着内涵丰富的方法学,是有广泛触角的应用学科,自1960年布拉格国际流行病学学术会议以来,流行病学理论和方法日臻完善,出现了前所未有的繁荣景象。

一、流行病学的基本概念和方法

(一) 流行病学的基本概念

1. 流行病学(epidemiology)的定义 流行病学是研究人群中疾病、健康状况和卫生事件的发生、分布及其影响因素,借以制订和评价预防、控制、消灭疾病及促进健康的策略与措施的科学。

2. 流行病学定义的基本内涵

(1) 研究对象是群体。群体指研究所关注的具有某种特征的人群,可以是特定的患者或者健康人,也可以兼有患者和健康人群。从群体水平观察疾病和健康问题,流行病学能够洞察疾病和健康问题的全貌。

(2) 研究内容包括疾病、伤害、健康状态和其他卫生事件。疾病包括传染病、非传染病,伤害包括意外、残疾、智障和心身损害等,健康状态包括健康和亚健康,其他卫生事件包括自然灾害、疾病暴发等突发公共卫生事件。

(3) 研究重点是疾病和健康状态的分布及影响因素。流行病学不光研究临床疾病,还要研究亚临床状态、疾病自然史以及健康状态(如长寿)、人类健康相关的卫生事件,甚至超出卫生事件范畴的自然和社会问题等,这些因素不可忽视地影响疾病和健康状态的分布及健康促进问题。这与《"健康中国2030"规划纲要》中倡导的"大健康"的理念是一致的。

(4) 研究目的是为预防、控制和消灭疾病以及促进健康提供科学的决策依据。流行病学研究客观准确地描述疾病和健康在不同人群、不同地区、不同时间的发生频度和性质,探索分布的原因及影响因素。最终目的是提供防治疾病和促进健康的策略和措施,并对措施进行评价、分析和改进,以提出更加经济、有效、方便的防治手段。

3. 流行病学研究任务　包括三方面:

(1) 揭示现象:揭示流行病、其他疾病、伤害、健康、卫生事件等的分布情况,提供深入探讨原因的基础,可通过描述性流行病学方法来实现。

(2) 找出原因:从分析现象入手,找出流行与分布的规律和原因,可借助分析性流行病学方法来检验或验证所提出的病因假说。

(3) 提供措施:合理利用前两阶段的结果,找出预防或控制的策略与措施,可用实验流行病学方法进行验证、评价。

一般来说,上述三个阶段的工作是由浅入深、循序渐进的。

(二) 流行病学的研究方法

流行病学是一门应用性及逻辑性很强的科学研究方法,具有独特的思维模式。它以医学为主的多学科知识为依据,揭示疾病和健康现象,查找病因并建立因果关系,制定和评价防治对策。根据是否由研究者控制研究的条件(或者是否有人为的干预),流行病学研究方法可以分为两大类,即观察性研究(observational study)和实验性研究(experimental study)。而既往分类中的理论性研究(流行病学数学模型),是根据人群中疾病与健康状况的分布变化及影响因素之间的函数关系,建立数学模型,描述其变化规律,预测未来变化趋势,筛选并检验不同预防措施的效果。因为观察性研究和实验性研究中也经常应用数学模型进行理论性研究,就不再单列分类。

1. 观察性研究　又称观察流行病学(observational epidemiology),是指客观地观察、记录和描述事物或现象的认识活动。按是否事先设立对照组又可进一步分为描述性研究和分析性研究。

(1) 描述性研究(descriptive study):又称为描述流行病学(descriptive epidemiology),它通过调查或观察的方法,对疾病、健康状态及卫生事件在时间、空间和人群的分布和强度进行描述,展示其状态和特征,通常回答研究事物或现象"是什么"的问题;同时提供影响分布的线索,提出进一步研究假设,为进一步探索病因,提出防治疾病、保障健康的措施,提供依据。描述性研究常见的类型有现况研究、生态学研究、疾病监测、病例系列分析等。

(2) 分析性研究(analytical study):又称分析流行病学(analytical epidemiology),在描述性研究提供信息的基础之上建立病因假设,根据研究目的设立比较组,侧重于探讨、分析和验证疾病或卫生事件的相关因素及其影响大小,通常回答研究事物或现象"为什么"的问题。分析性研究常见的类型有病例对照研究和队列研究两类。

2. 实验性研究　又称实验流行病学(experimental epidemiology),人群为研究对象,研究者主动给予研究对象某种干预措施,通过比较给予干预措施后实验组与对照组人群的结局,判断干预措施的效果。按照研究对象和研究现场的不同分为临床试验、现场试验和社区试验(也称整群随机试验)等。

(1) 临床试验(clinical trial):是以人体(患者或健康志愿者)为研究对象,研究评价某种疾病疗法(如新药或新治疗方案)的疗效与安全性。临床试验一般要求遵循随机、对照和盲法的试验设计,临床试验中以随机对照试验(randomized controlled trial,RCT)最为经典。

(2) 现场试验(field trial):也称人群现场试验,是将研究对象分为两组,给予干预措施组作为试验组,未给予干预措施组作为对照组,通过一定时期之后对比分析,比较组间指标的差异,从而判断干预措施的效果。常用于预防干预措施效果评价,如预防接种、生活方式干预、心理干预等多个方面的评价。

(3) 社区试验(community trial):又称社区为基础的公共卫生试验(community-based public health trial)或整群随机试验(cluster randomized trial),是把社区人群作为整体进行试验观察。常用于对某种预防措施或方法在整体人群水平上疾病或健康状态的干预效果进行考核或评价。

二、三级预防的策略

从健康到疾病是一个连续谱,受社会因素、环境因素、生物因素、生活行为方式、卫生服务等影响。在不施加任何人为干预的情况下,疾病自然史包括易感期、临床前期、临床期、结局。在疾病自然史的几个阶段以全人群为对象,以健康为目标,以预防疾病为中心,全方位干预疾病危险因素,中断致病链,预防疾病的发生,阻止或延缓其发展,最大限度地减少疾病造成的损害,是预防医学工作的基本内容和核心策略。20 世纪 60 年代,美国哈佛大学卡普兰提出了三级预防的理论,之后国内外大量研究和长期实践经验表明,疾病防治,尤其是现今疾病谱中重要的慢性病防治,必须以公共卫生系统为主导,坚持一级预防为主,一、二、三级预防相结合的原则。

(一) 一级预防

一级预防(primary prevention)又称病因预防或初级预防,是指通过个人和社区的努力,在疾病尚未发生时消除致病因子、可疑致病因子或相关因素对机体的危害,以及提高机体的抵抗力,达到降低患病的目的,是预防疾病发生和消灭疾病的根本措施。它包括健康促进和健康保护两个方面。

1. 健康促进　健康促进是通过创造促进健康的环境,避免或减少人们对致病因子的暴露,改变机体的易感性,免于发病,如健康教育(饮水、运动等)、自我保健(戒烟、限酒等)、环境保护和监测等。

2. 健康保护　健康保护是对有明确病因(危险因素)或具备特异预防手段的疾病所采取的措施,在预防和消除病因上起主要作用,如疫苗接种、佩戴口罩、窝沟封闭预防龋齿发生等。

一级预防的开展常采用双向策略(two pronged strategy)、全人群策略(population strategy)和高危人群策略(high risk population strategy),即把对整个人群的普遍预防和对高危人群的重点预防相结合,覆盖全人群和全生命周期,二者相互补充,提高效率。

(二) 二级预防

二级预防(secondary prevention)又称"三早"预防,即早发现、早诊断、早治疗,临床前期早期发现、及时诊断和治疗是防止或减缓疾病发展的有效措施。早期发现疾病还包括对高危人群重点项目筛查及设立专科门诊等。普查、筛检、高危人群重点项目检查、定期健康检查等是重要的预防措施。加强宣传,提高医务人员临床预防水平和建立社会性高灵敏可靠的疾病监测系统是实现"三早"的根本办法。传染病除了"三早",还需要做到疫情早报告、患者早隔离,即"五早"。

(三) 三级预防

三级预防(tertiary prevention)又称临床期预防,是进入疾病后期阶段的预防措施。其目的是通过临床治疗和康复措施(包括功能康复、心理康复和社会康复),预防急性事件的发生,预防疾病恶化(合并症和残疾的发生),减少后遗症,降低病死率,最大限度地恢复个体的机体功能和社会功能,延长寿命,降低个体、家庭和社会的负担,提高生活质量。三级预防措施的落实可根据干预对象是群体还是个体,分为社区预防服务和临床预防服务。社区预防服务是以社区为范围、以群体为对象开展的预防工作。临床预防服务是在临床场所,以个体为对象实施个体的预防干预措施。

三、突发公共卫生事件的概念与分类

随着社会与经济的快速发展、人口高速城镇化、自然资源消耗以及环境的破坏,各种突发重大传染病疫情及其他影响公众健康的事件呈现多发、频发的态势,影响着经济发展和社会稳定,如2003年暴发的严重急性呼吸综合征(severe acute respiratory syndrome,SARS)和2019年新型冠状病毒感染(corona virus disease 2019,COVID-19)。突发公共卫生事件的识别、管理、应急处置已经成为各国、各级政府面临的严峻挑战,引起民众的广泛关注。

(一) 突发公共卫生事件的概念

2003年5月9日国务院颁布(2011年1月8日修订)的《突发公共卫生事件应急条例》中明确规定,突发公共卫生事件是指突然发生,造成或者可能造成社会公众健康严重损害的重大传染病疫情、群体性不明原因疾病、重大食物和职业中毒以及其他严重影响公众健康的事件。

其他公共卫生事件相关及其应急处理的相关条例和法律,包括《国家突发公共事件总体应急预案》《国家突发公共卫生事件应急预案》《国家突发公共事件医疗卫生救援应急预案》《中华人民共和国传染病防治法》《中华人民共和国食品安全法》《中华人民共和国职业病防治法》《中华人民共和国放射性污染防治法》《中华人民共和国安全生产法》《中华人民共和国国境卫生检疫法》《国内交通卫生检疫条例》《医疗机构管理条例》等。

（二）突发公共卫生事件的分类

突发公共卫生事件根据事件的成因和性质可分为以下几类：

1. 重大传染病疫情　指传染病的暴发（在一个局部地区短期内突然发生多例同一种传染病患者）和流行（一个地区某种传染病发病率显著超过该病历年的一般发病率水平），包括鼠疫、肺炭疽和霍乱的暴发，动物间鼠疫、布鲁氏菌病和炭疽等的流行，乙、丙类传染病暴发或多例死亡，罕见或已消灭的传染病，新传染病的疑似病例等。

2. 群体性不明原因疾病　指一定时间内（通常是指 2 周内），在某个相对集中的区域（如同一个医疗机构、自然村、社区、建筑工地、学校等集体单位）内同时或者相继出现 3 例及以上相同临床表现，经县级及以上医院组织专家会诊，不能诊断或解释病因，有重症病例或死亡病例发生的疾病。

3. 重大食物中毒和职业中毒　包括中毒人数超过 30 人或出现死亡 1 例以上的饮用水和食物中毒，短期内发生 3 人以上或出现死亡 1 例以上的职业中毒。

4. 其他严重影响公众健康的事件　包括医源性感染暴发，药品或免疫接种引起的群体性反应或死亡事件，严重威胁或危害公众健康的水、环境、食品污染，放射性、有毒有害化学性物质的丢失、泄漏等事件，生物、化学、核辐射等恐怖袭击事件，有毒有害化学品、生物毒素等引起的集体性急性中毒事件；有潜在威胁的传染病动物宿主、媒介生物发生异常，学生因意外事故自杀或他杀出现 1 例以上的死亡，以及上级卫生行政部门临时规定的其他重大公共卫生事件。

四、突发公共卫生事件的识别及处理

（一）突发公共卫生事件的识别

1. 突发公共卫生事件的分期及特点　按照国家卫生计生委办公厅 2015 年发布的《传染病信息报告管理规范（2015 年版）》规定，各级各类医疗卫生机构的工作人员，包括个体开业医生，都是法定责任报告人。突发公共卫生事件可分潜伏期、暴发期、处理期、恢复期。突发公共卫生事件具有突发性、准备和预防的困难性、复杂性、影响广、危害大等特点。因此，了解突发公共卫生事件的基本内容和知识，对及时控制突发公共卫生事件的发生、发展具有重要意义。

2. 突发公共卫生事件的分级　参照《国家突发公共卫生事件应急预案》，根据突发公共卫生事件性质、危害程度、涉及范围，突发公共卫生事件划分为特别重大（Ⅰ级）、重大（Ⅱ级）、较大（Ⅲ级）和一般（Ⅳ级）四级。

（1）有下列情形之一的为特别重大（Ⅰ级）突发公共卫生事件

1）肺鼠疫、肺炭疽在大、中城市发生并有扩散趋势，或肺鼠疫、肺炭疽疫情波及2个以上的省份，并有进一步扩散趋势。

2）发生严重急性呼吸综合征、人感染高致病性禽流感病例，并有扩散趋势。

3）涉及多个省份的群体性不明原因疾病，并有扩散趋势。

4）发生新传染病或我国尚未发现的传染病发生或传入，并有扩散趋势，或发现我国已消灭的传染病重新流行。

5）发生烈性病菌株、毒株、致病因子等丢失事件。

6）周边以及与我国通航的国家和地区发生特大传染病疫情，并出现输入性病例，严重危及我国公共卫生安全的事件。

7）国务院卫生行政部门认定的其他特别重大突发公共卫生事件。

（2）有下列情形之一的为重大（Ⅱ级）突发公共卫生事件

1）在一个县（市）行政区域内，一个平均潜伏期内（6日）发生5例以上肺鼠疫、肺炭疽病例，或者相关联的疫情波及2个以上的县（市）。

2）发生严重急性呼吸综合征、人感染高致病性禽流感疑似病例。

3）腺鼠疫发生流行，在一个市（地）行政区域内，一个平均潜伏期内多点连续发现20例以上，或流行范围波及2个以上市（地）。

4）霍乱在一个市（地）行政区域内流行，1周内发现30例以上，或波及2个以上市（地），有扩散趋势。

5）乙、丙类传染病波及2个以上县（市），1周内发病水平超过前5年同期平均发病水平2倍以上。

6）我国尚未发现的传染病发生或传入，尚未造成扩散。

7）发生群体性不明原因疾病，扩散到县（市）以外的地区。

8）发生重大医源性感染事件。

9）预防接种或群体性预防性服药出现人员死亡。

10）一次食物中毒人数超过100人并出现死亡病例，或出现10例以上死亡病例。

11）一次发生急性职业中毒50人以上，或死亡5人以上。

12）境内外隐匿运输、邮寄烈性生物病原体、生物毒素造成境内人员感染或死亡的。

13）省级以上人民政府卫生行政部门认定的其他重大突发公共卫生事件。

（3）有下列情形之一的为较大（Ⅲ级）突发公共卫生事件

1）发生肺鼠疫、肺炭疽病例，一个平均潜伏期内病例数未超过5例，流行范围在一个县（市）行政区域以内。

2）腺鼠疫发生流行,在一个县(市)行政区域内,一个平均潜伏期内连续发病 10 例以上,或波及 2 个以上县(市)。

3）霍乱在一个县(市)行政区域内发生,1 周内发病 10~29 例或波及 2 个以上县(市),或市(地)级以上城市的市区首次发生。

4）1 周内在一个县(市)行政区域内,乙、丙类传染病发病水平超过前 5 年同期平均发病水平 1 倍以上。

5）在一个县(市)行政区域内发现群体性不明原因疾病。

6）一次食物中毒人数超过 100 人,或出现死亡病例。

7）预防接种或群体性预防性服药出现群体心因性反应或不良反应。

8）一次发生急性职业中毒 10~49 人,或死亡 4 人以下。

9）市(地)级以上人民政府卫生行政部门认定的其他较大突发公共卫生事件。

（4）有下列情形之一的为一般(Ⅳ级)突发公共卫生事件

1）腺鼠疫在一个县(市)行政区域内发生,一个平均潜伏期内病例数未超过 10 例。

2）霍乱在一个县(市)行政区域内发生,1 周内发病 9 例以下(含 9 例)。

3）一次食物中毒人数 30~99 人,未出现死亡病例。

4）一次发生急性职业中毒 9 人以下(含 9 例),未出现死亡病例。

5）县级以上人民政府卫生行政部门认定的其他一般突发公共卫生事件。

（二）突发公共卫生事件的处理

1. 应急准备　突发公共卫生事件应急准备包括应急预案的制定、人力和物力的准备。

（1）应急预案的制定:应急预案的制定是为有效预防、及时控制和消除突发公共卫生事件及其危害,指导和规范各类突发公共卫生事件的应急处理工作。《突发公共卫生事件应急条例》第十一条规定了全国突发事件应急预案的主要内容。2006 年 2 月 26 日颁布的《国家突发公共事件总体应急预案》细化并规范了应急预案的内容及项目。

（2）人力的准备:人力资源的管理高效有序与否往往是突发公共卫生事件得到快速有效处理的决定性因素。人力准备的关键是通过系统培训,建立一支应对突发公共卫生事件的专业人才队伍,包括领导决策层、卫生管理层和技术操作层人员。在经历了 2003 年 SARS、2008 年汶川地震、2019 年 COVID-19 后,中国应对突发公共卫生事件的能力有明显提升,应急储备系统及其应急人员建设也日趋完善。

（3）物力的准备:包括专用仪器设备、专用药品试剂、管理网络、通信设备和交通工具等的物力准备。发生突发公共卫生事件时,应根据应急处理工作需要调用储备物资。卫生应急储备物资使用后要及时补充。

2. 现场应急处理

（1）现场应急处理的方法和措施

1）现场指挥与组织：发生突发公共卫生事件后，属地卫生行政部门组织专家对突发事件进行综合评估并初步判断事件的类型，向地方人民政府提出是否启动应急预案的建议。应急预案启动后，相关部门和人员要服从突发公共卫生事件应急处理指挥部的统一指挥，即刻到岗开展工作。

2）现场监测与报告：突发公共卫生事件的日常监测非常重要，可确保监测与预警系统的正常运行。突发卫生公共事件发生后，应及时将收集的疫情、病情、卫生应急工作开展情况等相关信息，根据《国家突发公共卫生事件相关信息报告管理工作规范（试行）》向上级卫生行政部门和当地人民政府规范报告，同时加强与有关部门间的信息沟通。

3）调查与控制：现场调查是突发公共卫生事件流行病学研究的重要内容，也是关系到突发公共卫生事件能否得到有效控制的关键环节。突发公共卫生事件发生后，地方卫生行政主管部门应立即组织应急处理机构（如卫生监督机构、疾病预防控制中心等）对突发公共卫生事件进行现场调查、核实及判断、监测，提交评价报告并采取相应控制措施。

4）救援与救治：突发公共卫生事件发生后，应急处理指挥部及当地医疗机构应立即结合实际情况对事件所致的患者提供现场救援与医疗救护。对于传染病患者，应做好隔离工作。

（2）现场应急处理的一般程序：包括及时报告、现场急救、现场控制、现场调查、现场预防、书面报告。

3. 信息发布与公众引导

（1）信息发布：突发公共卫生事件发生后，按照《中华人民共和国传染病防治法》《突发公共卫生事件应急条例》《突发公共卫生事件与传染病疫情监测信息报告管理办法》《卫生部法定传染病疫情和突发公共卫生事件信息发布方案》，根据不同级别突发公共卫生事件信息发布的要求，遵循及时主动、准确把握、实事求是、注重效果的原则，开展信息发布工作。在公布法定传染病疫情和突发公共卫生事件信息的同时，要注意宣传党和政府及各部门所采取的预防控制传染病疫情和处置突发公共卫生事件的有关措施，做好舆论引导工作，满足公众的知情需求，妥善处置突发公共卫生事件。

（2）公众引导：突发公共卫生事件发生后，各级卫生行政部门和有关单位要积极主动配合新闻宣传主管部门和新闻媒体，加强正面宣传和舆论引导，大力宣传党中央、国务院对人民群众身体健康和生命财产安全的高度负责，及时宣传各级党委、政府和有关部门妥善防控、处置突发公共卫生事件所开展的工作，准确宣传有关处置突发公共卫生事件的具体措施和科普知识，引导群众正确认识和科学应对突发公共卫生事件。充分发挥有关社会团体在普及卫生应急知识和卫生科普知识方面的作用。

4. 善后处理

（1）后期评估：突发公共卫生事件处理结束后，各级卫生行政部门应在本级人民政府的领导下对突发公共卫生事件的处理情况进行评估，包括事件概况、现场调查处理概况、患者救治情况、所采取措施的效果评价、应急处理过程中存在的问题和取得的经验及改进建议。

（2）奖励：县级以上人民政府人事部门和卫生行政部门要联合对参加突发公共卫生事件应急处理作出贡献的先进集体和个人进行表彰；民政部门要按照有关规定对在突发公共卫生事件应急处理工作中英勇献身的人员追认为烈士。

5. 责任　依据《突发公共卫生事件应急条例》及有关法律法规，对在突发公共卫生事件的预防、报告、调查、处理和控制过程中玩忽职守、失职、渎职等人员追究责任。

6. 抚恤和补助　县级以上各级人民政府及其卫生行政主管部门，对因参与应急处理工作的致病、致残、死亡人员，按照国家有关规定，给予相应的补助和抚恤；对参加突发事件应急处理的医疗卫生人员，给予适当补助和保健津贴。

7. 征用物资、劳务的补偿　有关人民政府及其部门为应对突发事件，可以征用单位和个人的财产。被征用的财产在使用完毕或者突发事件应急处置工作结束后，应当及时返还。财产被征用或者征用后毁损、灭失的，应当给予补偿。

（杨　帆）

第二节　临床预防

临床预防医学是伴随着医学模式转变而形成的一门新学科，通过在临床场所评估和干预疾病的发病危险因素实施对健康人和无症状"患者"的个体化预防措施，使临床医疗服务中二级预防与一级预防有机结合。临床预防医学在现代医疗实践中发挥着促进人类健康，提高生命质量的重要作用。全科医生作为居民健康"守门人"，在全科医疗服务过程中，针对处于健康期、无症状期、未分化期、临床前期和康复期的对象，提供主动、有针对性的临床预防服务，帮助居民和患者形成健康的生活方式，可以有效阻止或延缓疾病发生，并显著降低全人群的疾病发生率和死亡率。

一、临床预防的概念和特点

（一）临床预防的概念

临床预防（clinical prevention）又称个体预防（individual prevention），是在临床环境下由临床医务工作者向患者、健康人、无症状者提供的以一级预防和二级预防为主的个性化预防干预措施。其目的包括维护并促进健康,减少引发伤害和疾病的危险因素。需要特别说明的是,服务对象中的"无症状"者,并非指没有症状的就诊者,而是指就诊原因以外的、还未出现症状但将来可能会有严重影响的健康问题的人,这为临床医生推行临床与预防一体化的卫生保健服务提供了绝佳的工作时机。

（二）临床预防的特点

1. 个性化　临床预防服务与临床医疗服务具有相似之处。良好临床预防服务的基础是在全面收集患者的临床资料基础上,确定其所具有的危险因素后,为该患者制订个性化的预防服务。

2. 一体化　临床预防服务的主体是临床医生,在基层以全科医生为主。全科医生除为患者提供基本医疗服务以外,也是患者及家属的医学咨询者,为其提供针对性的健康咨询,开具健康处方,并在随访过程中及时发现疾病早期征兆,降低严重疾病发生发展的风险。

3. 民主化　临床预防服务的主要对象是前来就诊的患者、健康者和无症状者。全科医生以相互尊重的方式开展健康教育和咨询,强调医患双方共同作出决策。

4. 综合化　一个人的健康问题是受多种因素共同作用的结果,既包括来自患者自身的因素,也包括其所处的家庭、社会环境及周围事物对健康的影响。临床医生在对患者进行健康干预时,需综合考虑各方面的因素。

5. 规范化　临床医生开展医疗服务时,既要遵循循证医学的科学方法,又要严格按照服务的基本步骤执行。临床预防服务的基本步骤分为 3 步:健康信息收集、健康风险评估和个体化健康维护计划。

二、临床预防的方法及应用

（一）临床预防服务指南

临床预防服务的策略必须以科学研究为基础,遵循科学的方法,获得最充分的证据,为服务对象提供最佳的预防措施。为了实现上述目标,1976 年,加拿大卫生福利部成立了加拿大预防保健工作组(Canadian Task Force on Preventive Health Care,CTFPHC),其主要任务是基于科学证据,开发并推广符合基本医疗和临床预防服务的实践指南。1976 年 CTFPHC 首先提出了临床预防的理论体系和研究方法,并在 1979 年正式出版了第一个专家组报告,评估了 78 种常见疾病的临床预防方法,为临床实践应用提出了指南建议。此后,随着研究证据的不断更新,临床预防服务指南也不断地进行修订。自 20 世纪 60 年代起,我国逐步形成三级预防保健网,并开展相关临床预防服务规范的制定工作。卫生部 2009年制定了《国家基本公共卫生服务规范(2009 年版)》,2011 年进行修订;2017 年国家卫生计生委组织专家在《国家基本公共卫生服务规范(2011 年版)》内容的基础上进行了再次修订和完善,形成了《国家基本公共卫生服务规范(第三版)》;2019年又增补了《新划入基本公共卫生服务工作规范(2019年版)》;同年颁布的《健康中国行动(2019—2030年)》从十五个方面对我国当前突出的健康问题给予了建议。上述规范可作为全科医生在社区开展临床预防服务的依据。值得一提的是,针对人体特定系统疾病制定的预防指南,如2020年发布的《中国心血管病一级预防指南》及《中国健康生活方式预防心血管代谢疾病指南》等指南,对心血管疾病相关预防服务内容进行了较为规范的推荐类别以及证据级别的说明。此外,由中华医学会组织各临床专科专家、全科专家及基层医疗机构医生编撰的《基层医疗卫生机构常见疾病诊疗指南》,也可供全科医生在基层诊疗实践中参考。

（二）健康教育

1. 健康教育的概念 健康教育(health education)分为个体健康教育和群体健康教育,是指通过有计划、有组织、有系统的教育活动和过程,使人们自觉地采纳有益于健康的行为习惯和生活方式,以降低或消除影响个体健康的危险因素。其核心是教育人们树立健康意识,提高遵医行为,达到知、信、行的统一,唤起教育对象对自身健康的责任。

2. 健康教育的原则 在开展健康教育,尤其是个体健康教育时,应注重以下原则:①科学性原则,指传播的医学知识要准确,数据可靠;②知情同意原则,指实施健康教育要征得教育对象的理解和同意,让其自愿参与到健康教育当中来;③针对性、个体化原则,指不同年龄、不同性别、不同职业和不同文化程度的人在健康问题的认知水平、心理状态及对卫生保健的需求方面各不相同,其健康教育的内容和形式也应不同;④通俗性原则,指健康教育应使用大众化语言,通俗易懂、简单明了和生动形象,便于实施,不宜生搬硬套医学专业术语;⑤艺术性原则,指根据不同对象的心理特点、兴趣爱好和自我保健要求,组织直观、形象的教育和视听电化教育,提高服务对象接受的兴趣;⑥激励原则,指利用激励的手段激发学习动机,促进其主动参与和肯定学习效果,形成良好的学习机制;⑦家属参与原则,指家属积极参与可以提高健康教育的效果;⑧重复与循序渐进原则,指健康教育不能一蹴而就,需要设定多个阶段的小目标,反复实施,让教育对象在巩固已有健康行为的基础上,循序渐进地改变不良行为,达成下一个目标。

3. 健康教育的方法

（1）语言教育法:包括交谈、专题知识讲座、小组座谈会等形式。①交谈即为医生通过面对面形式向居民传递健康信息,它具有操作性强、针对性强的特点,是个体教育的主要形式;②专题知识讲座是由专业人员(如全科医生)就某一影响居民健康的问题举行具有专业性、系统性的讲课,是传播健康知识最常用的一种方法;③小组座谈会是指患有相同疾病的个体在健康教育实施者的组织下,集体讨论各自对所患疾病的内心感受,并对疾病实施干预后的效果进行评价,患者一般 6~20 人为宜。

（2）文字教育法:包括标语、板报、健康教育处方等形式。①标语、横幅等具有制作简单、形式多样、易于理解等特点;②板报和宣传栏可手工或印刷制作,图文并茂,吸引力较强,拥有相对固定的健康教育阵地（如基层医疗卫生机构）;③健康教育处方或小册子是相关临床医疗专业人员编制的一种用于健康教育的常见形式,其内容具有系统性、知识性强的特点,且便于保存,能够反复使用。

（3）形象化和电子化教育法:前者包括实物、图片、标本、模型等,具有直观性、真实性等特点,可使居民体验到身临其境的感觉,达到增强健康教育的效果;后者是指利用现代化的多媒体设备对个体或群体进行健康教育,包括利用广播、电视、电影等职业性信息传播手段,或幻灯片、数字视频光盘（VCD）、录音和录像带等。

（4）实践教育方法:通过指导受教育者的实践操作,使其掌握一定的健康护理技能,并用于自我、家庭或社区护理的一种教育方法。

健康教育实施者要充分利用互联网技术创新健康教育渠道,包括建立健康教育网站、微信公众号、健康教育微信群等多种形式,可以有效避免时间、空间、人力及疫情防控等因素的限制,提高居民对疾病和健康的正确认知。

（三）健康咨询

1. 健康咨询的概念　健康咨询（health counselling）是指在收集患者健康危险因素的基础上,医生与患者共同制订改变其不良健康行为的干预计划,对个体进行针对性的健康教育,增强其健康信念,养成健康行为习惯,降低或消除影响健康的危险因素,达到促进健康的目的。

2. 健康咨询的原则　①建立相互信任、亲切友好的关系,这是健康咨询的基础;②了解和分析个体的需求,这是健康咨询的依据;③调动个体的主观能动性,这是健康咨询效果的保障;④对咨询的内容应严格保守秘密;⑤移情,健康咨询提供者应对咨询对象的感受表示理解和接受,而不是简单地对其表示同情。

3. 健康咨询的方法　许多国家的临床预防服务指南均建议临床医生使用"5A"模式来开展健康咨询,帮助患者改变各种不良行为。"5A"模式:①评估（ask/assess）,指在相互了解取得信任的基础上,耐心倾听,尽可能收集健康的相关信息并且进行分析和评估;②劝告（advise）,指提供促进健康和疾病预防等方面的知识,劝告患者若不改变不良生活行为方式所带来的健康风险;③达成共识（agree）,指根据服务对象的兴趣和能力,与服务对象协商共同设定可行性的改善健康、行为的目标,确定双方的责任;④协助（assist）,指服务对象在知情、自愿的前提下,帮助其制订改变行为的策略、计划或指南并监督执行;⑤安排随访

（arrange），指与服务对象一起制订随访计划，评价实施效果。由于人的行为可处于行为改变的不同阶段，在实施"5A"模式时，可以从任何一个步骤开始。

（四）筛检

筛检（screening）是指运用快速简便测试、体格检查及实验检查等方法，在健康人群或"无症状"患者中发现未被识别的可疑患者、健康缺陷者和高危个体的一项二级预防措施。通过筛检可以将处于早期或亚临床阶段的患者、缺陷者及高危个体挑选出来，做到早诊断、早治疗。筛检的原则与方法详见本篇第四章第一节。

（五）免疫接种

免疫接种（immunization）是指用人工方法将免疫原或免疫效应物质输入机体内，使机体通过人工自动免疫或人工被动免疫的方法获得防治某种疾病的特异性能力，从而保护易感人群，预防疾病发生。

计划免疫是指根据传染病疫情监测和人群免疫水平分析，按照国家规定的免疫程序，有计划地利用疫苗进行预防接种，以提高人群免疫水平，达到控制乃至最终消灭相应传染病的目的。疫苗分为第一类疫苗和第二类疫苗。第一类疫苗是指政府免费向公民提供的，公民应当依照政府规定接种的疫苗，包括国家免疫规划疫苗、省级政府在执行国家规划疫苗时增加的疫苗、应急接种或群体性预防接种所使用的疫苗。我国儿童（含新生儿）计划免疫接种的疫苗种类众多，包括乙型肝炎疫苗、卡介苗、脊髓灰质炎灭活疫苗、百白破疫苗、麻疹疫苗、流脑疫苗等。截至 2017 年，根据国家免疫规划疫苗免疫程序，《国家基本公共卫生服务规范（第三版）》中规定的对适龄儿童进行常规接种的疫苗选择数达到 14 种。成人免疫预防是指在重点地区或重大疫情发生时，免费对成人进行的免疫接种，如新型冠状病毒疫苗、出血热疫苗、炭疽疫苗和钩端螺旋体病疫苗等。

第二类疫苗是指公民自费且自愿受种的其他疫苗。常见的有人乳头瘤病毒（HPV）疫苗、乙型肝炎疫苗、水痘疫苗、流感疫苗、流脑疫苗、带状疱疹疫苗、狂犬病疫苗等。

（六）化学预防

化学预防（chemoprophylaxis）是指对无症状的人使用药物、营养素（包括无机盐）、生物制剂或其他天然物质，以提高机体免疫力、增强抗病能力的一级预防措施。化学预防是对健康人和无症状"患者"进行的病因预防，而对已经出现症状的患者和有既往疾病史者使用上述药物、营养素、生物制剂等的方法不属于化学预防。化学预防常用的方法包括在缺氟或缺碘的地区补充氟化物和碘化物，以减少龋齿的发生和降低地方性甲状腺肿的患病率等。

（七）预防性治疗

预防性治疗是指采用治疗手段，预防某种病情较轻的疾病发展为另一种较为严重疾病,或某种疾病从一个阶段进展到更加严重阶段。例如:内镜下切除结肠增生性息肉,预防其发展为结肠癌;对糖耐量异常患者采取饮食控制、运动疗法等治疗方法,改变患者的生活方式,延缓糖尿病及其并发症的发生等,均属于预防性治疗的范畴。

(八) 健康风险评估

1. 健康风险评估(health risk appraisal,HRA) 是指用于描述和评估某一个体未来发生某种特定疾病或因为某种特定疾病导致死亡的可能性的一种方法或工具。其目的是估计特定时间内患者发生某种疾病的可能性,而不是作出明确的诊断。健康风险评估的具体做法是医生根据所收集的患者个体健康信息,对其健康状况及未来患病/死亡危险性进行量化评估。健康风险评估的主要方法包括一般健康风险评估和疾病风险评估。

(1) 一般健康风险评估:是指通过问卷、危险度计算和评估报告 3 个基本模块对个体进行健康风险评估。评估内容主要是针对影响个体健康的危险因素和可能发生疾病两个方面。根据生物-心理-社会医学模式,健康危险因素分为环境危险因素、行为危险因素、生物遗传危险因素和医疗卫生服务危险因素四类。

(2) 疾病风险评估:是指对特定疾病患病风险的评估。其主要目的是:①筛查出患有某种疾病的个体并纳入疾病管理;②评估医生临床实践的有效性和患者的依从性;③评估给予干预措施后达到的健康效果;④收集医生和患者的满意度。

2. 健康风险评估的目的 ①帮助人们综合认识健康危险因素;②鼓励和帮助人们修正不健康的行为;③制订个体化的健康干预措施;④评价干预措施的有效性;⑤进行健康管理的人群分类等。

三、临床预防的意义

临床预防医学是临床医学与预防医学的有机结合,通过开展临床预防服务,医生在人群中开展健康教育,纠正不良生活方式,能显著降低全人群的疾病发生率和死亡率。基于全科医生在预防服务中的优势地位,其提供的临床预防服务能够将"以预防为主"的政策方针真正落实到位。在个体就医时,针对其主要健康问题开展健康教育和健康咨询,可帮助就医者形成健康的生活方式,有效阻止或延缓疾病发生,节约医疗资源及费用。在日常诊疗过程中,开展临床预防服务还能加强专科医生的疾病预防意识,直接感受到预防的价值,促进双向转诊,合理使用医疗资源,并降低医疗费用。此外,作为一种有效的预防服务模式,临床预防服务的实施在提高社区卫生服务质量和水平、促进和谐医患关系的建立与维持等方面均具有重要意义,是一项基本的、不可或缺的基层医疗卫生保健服务。

四、全科医生在临床预防服务中的地位和作用

全科医生是医学专业知识综合程度较高的一类医学人才,与专科医生不同,具备从事临床预防服务的优势,具体包括:①全科医生的工作场所主要在基层,有工作场所的地域优势;②承担着基本医疗和公共卫生服务的职责优势;③有相对固定服务人群,有提供连续性预防服务的角色优势;④全科医生既掌握临床知识和技能,又具有预防保健知识和技能,具备提供针对性预防服务的能力优势;⑤全科医生能够充分利用与居民及其家庭成员间的融洽关系和各种社会资源,为社区居民提供预防服务的关系优势。全科医生在社区预防服务中的作用包括对社区居民制订预防服务计划和开展健康维护与疾病管理。

（王荣英）

第三节　社区卫生诊断

在传统的生物医学模式下,人们注重临床诊断,即以患者个体为对象,以疾病的诊疗为目的;而社区卫生诊断是生物-心理-社会医学模式下的产物,以社区人群及其生产、生活环境为对象,以社区人群健康促进为目的。本节将从社区卫生诊断的概念、主要内容、资料收集与整理分析、诊断结果的应用等方面进行阐述。

一、社区卫生诊断的概念

社区卫生诊断(community health diagnosis)又称社区诊断,是社区卫生工作者运用社会学、人类学和流行病学等研究方法,收集社区卫生状况、社区居民健康状况、社区卫生资源、社区居民需求以及卫生服务提供与利用情况等信息,发现和分析社区主要健康问题及其影响因素,并对与这些问题有关的社区卫生服务的供给与利用情况进行分析,评价社区资源现状,提出优先干预项目,为科学地制订社区卫生服务工作规划提供依据。

社区卫生诊断是社区卫生工作周期中重要的一个环节,社区卫生诊断不仅是社区卫生工作的基础,也为制订干预计划和评价干预效果提供基线资料,同时为政府及卫生行政部门等制订社区卫生相关政策、配置卫生资源提供重要依据。因此,社区卫生诊断对促进社区卫生服务的健康、可持续发展,构建新型城市卫生服务体系,推进公共卫生服务均等化,实施全科医生制度,缓解"看病难、看病贵"问题,进一步提高社区居民健康水平等,均具有重要意义。

二、社区卫生诊断的主要内容

实施社区卫生诊断需要进行系统的调查研究和分析工作,了解影响健康的主要因素,并且根据不同的目标选择不同的诊断内容。社区卫生诊断的内容主要包括以下几个方面:

1. 社区基本特征　社区的基本特征包括社区类型、社区家庭的基本信息、工作生活环境和自然环境等。社区类型一般指居民社区、企业社区、城市社区、功能社区等。社区家庭的基本信息主要包括家庭的户数、家庭的类型、家居环境与条件等。工作生活环境包括基础设施情况、卫生设施、饮用水、卫生服务机构等。社区自然环境一般包括地理位置、地形地貌、气候、空气、土壤、水源等。

2. 社区人口学特征　包括人口数量、结构和健康素养能力与水平等,如年龄构成、性别构成、教育程度、就业状况、职业构成、婚姻状况、出生率、人口自然增长率、生育率、迁入率、人口构成变化和发展趋势、自我保健与卫生知识水平等。

3. 社区经济状况与生活服务设施　社区经济状况主要包括人均国内生产总值、家庭与人均收入、消费支出构成、医疗费用支付方式、疾病负担、社区的社会经济发展状况等。社区生活服务设施主要包括公共设施、交通状况、休闲场所和环境卫生状况等。

4. 社区健康状况　包括社区人群健康、疾病、伤残和死亡等情况。如社区整体人群及重点人群常见的健康问题,当地居民中存在的传染病和慢性病的病种,以及各病种的发病率、患病率、死亡率、死因顺位等,社区居民对社区卫生服务的期望和满意度等。

5. 健康相关危险因素　主要包括健康相关的行为与生活方式。如常见与慢性病有关的危险因素分布情况,包括吸烟、饮酒、超重、不合理膳食结构、高血压、高血脂、高血糖、生活与工作的紧张度、性格特征等因素;健康意识与信念、求医行为的情况,包括体育锻炼情况、定期体检率等;社区居民关于慢性病的知识、态度、行为现状。

6. 社区资源　指社区内能促进社区发展的各种要素的总和,是社区赖以生存和发展的基础。社区资源及其可利用性与居民健康水平密切相关,主要包括以下五方面的资源:①机构性资源,是指各级卫生行政机构、医疗机构、防保机构、红十字站,以及社会福利慈善机构等;②人力资源,包括医生、护士、药剂师、营养师、卫生保健提供者,以及卫生相关人员如行政人员、社区志愿者等;③文化资源,包括居民受教育水平、传统风俗习惯、宗教信仰等;④经济资源,指社区整体的经济状况、卫生经费占国内生产总值的百分比、公共设施、交通状况等;⑤社区动员潜力,包括居民的社区意识、社区居民对社区卫生事业的关心程度、社区人口的素质与经济能力等。

三、社区卫生诊断的资料收集与整理分析

社区卫生诊断的内容涉及许多方面,故而需要收集相应的资料信息。资料的收集应根据主要卫生问题的特点以及将要干预项目的性质来确定,防止盲目地收集所有资料。收集数据后,要针对不同的资料类型,采用相应的分析方法,最后结合定量和定性资料分析的结果来撰写报告。

（一）**资料收集**

资料收集是进行社区卫生诊断的基础。根据社区卫生诊断的目的,要尽可能收集到翔实可靠的资料,为社区卫生诊断提供较高利用价值的客观数据。资料收集方法包括收集现有资料和社区卫生专项调查。

1. 收集现有资料　现有资料包括日常统计报表,如疾病统计资料、病历档案、人口资料等;经常性工作记录,如医院病历记录、社区居民健康档案、卫生监督记录;既往做过的调查,如普查资料、筛查资料、定期健康体检资料等。利用现有资料时,应首先对资料的质量进行客观评价,确定为可靠、可用资料后,再进行进一步的数据分析,得出项目所需的信息。

2. 社区卫生专项调查　是指针对社区的某一问题进行专门的调查,如社区居民健康状况调查资料、危险因素调查资料、社会经济状况调查资料等。在现有资料不足以满足社区卫生诊断要求时,要开展专题调查研究以获得所需的资料,并进行质量评价,具有可靠性、代表性的合格资料才能进行整理分析。资料收集包括收集定量资料和收集定性资料。

（1）收集定量资料:一般采用流行病学横断面研究方法,可以普查,也可以抽样调查。一般采用问卷调查、体格检查和生理指标等测量方法来收集资料。问卷调查首先需要编制调查表,可通过面访调查、通过邮寄或互联网进行问卷调查、电话调查、自填式问卷调查等方式进行资料收集。体格检查和生理指标等测量的内容同样取决于调查目的,如体重、身高、腰围、血压、血糖、血脂等。

（2）收集定性资料:多采用观察法、访谈法、专题小组讨论、地图分析、信访、个案调查等方法,以获得人们想法、感受等方面的较深层反映的信息,了解当地的疾病情况、居民接受卫生服务的愿望和需求、对卫生服务的满意度、生活质量,了解社区居民对社区常见健康问题及其影响因素的看法,需要优先解决的健康问题、解决的方法及其有利和不利因素等。

因为社区卫生诊断的被调查对象主要是人,所以在社区卫生诊断中适时采用定性研究方法,将其与定量研究结合运用,可对定量研究的结果进行补充,在某些情况下还可以解决定量研究不能解决的问题。

（二）**资料整理分析**

收集数据后,对收集到的社区卫生诊断资料,在开始分析之前应先完成收集资料的质量评价工作,即先评价收集到的数据的可靠性,并通过数据整理、逻辑

检错等手段,把原始的、分散的无序资料条理化、系统化,使其变成可供分析的数据库。

针对不同的资料类型,采用相应的分析方法。定量资料主要通过定量的统计分析来获得结果。定性资料需要通过内容分析法、主体框架法等方法来对资料进行分析。最后结合定量和定性资料分析的结果来撰写报告。

四、社区卫生诊断结果的应用

通过社区卫生诊断,能够总结分析本社区人群的主要健康问题及其危险因素,评价卫生资源的供给与利用效率以及社区环境的支持保障能力,确定社区健康问题的优先解决顺序。根据现有的社区资源情况,针对优先解决的问题,设计社区健康计划,然后组织与实施,并最终评价社区健康计划实施的效果,以达到改善居民健康水平的目的。下面以北京市某街道社区卫生服务中心所做的社区卫生诊断为例进行展示。

为了解北京市某街道居民慢性病患病情况及健康危险因素,以及居民对社区卫生服务的需求,更好地为辖区居民提供卫生服务,位于该街道的某社区卫生服务中心于2020年7月开展了社区卫生诊断调查,现将结果报告如下。

(一)对象与方法

本次社区卫生诊断针对该街道的15个居委会,采用流行病学抽样调查与收集现有资料相结合的方法。收集的资料包括社区人口学特征数据、社区卫生资源情况、社区主要健康问题、卫生服务利用情况和居民对社区卫生服务的满意度等。居民健康调查采用随机抽样的方法,共抽取6528人,调查内容包括居民个人基本信息、慢性病患病情况、慢性病危险因素(吸烟、饮酒等)、社区卫生服务利用与需求情况等;进行身高、体重、腰围和血压等的体格检查;进行必要的实验室检查,如血脂、空腹血糖、糖化血红蛋白、肝功能和肾功能等。

(二)主要结果

1. 社区人口学特征 社区总户籍人口为59 128人,常住人口为68 129人,其中男性有31 728人,占46.6%;女性有36 401人,占53.4%;65岁及以上老年人占12.3%,为老龄化社区。

2. 社区卫生资源情况 社区共有1个社区卫生服务中心,6个社区卫生站和1个保健科。社区全科医生共38名,大专及以上学历占78.3%;护士共30名。社区家庭到最近的卫生服务机构步行所花的平均时间为5.3分钟,卫生服务的可及性较好。

3. 社区主要健康问题

(1)慢性病疾病谱的前5位分别是:高血压(36.3%)、高脂血症(28.8%)、糖尿病(10.9%)、冠心病(9.7%)、脑卒中(4.1%)。

(2)超重与肥胖情况:调查对象中有67.2%存在超重或肥胖,且各年龄组超重肥胖率均较高,40 岁以后升高明显。

（3）吸烟与饮酒情况:调查对象中吸烟者占 30.6%,以男性为主（占 68.1%）,各年龄组间男性吸烟率呈逐渐增加的趋势。被动吸烟率为 59.7%,以女性为主（占 69.7%）,被动吸烟的场所主要为家里（占 51.9%）。调查对象中饮酒率为 36.9%,主要为男性（占 66.8%）。

4. 卫生服务利用情况　22.9% 自我感觉患病的老年人会寻求各级医疗机构治疗服务,两周就诊率为 3.4%。就诊医疗机构选择依次为:市级医院 51.8%,社区卫生服务中心（站）26.7%,区级医院 21.5%。其中,选择社区卫生服务中心（站）就诊的居民就诊原因主要是离家近、价格低、服务项目能满足需求,占 86.6%。

5. 居民对社区卫生服务的满意度　居民对社区卫生服务的满意度为 93.3%,满意程度较高。居民对社区卫生服务不满意的主要原因是医疗水平不高、药品不全、就诊环境一般等。

（三）结论

本调查结果显示,该社区是一个典型的老龄化社区,社区的社区卫生服务体系已初步形成,整体上处于发展状态,大多数居民就医的可及性好、对社区卫生服务的满意度较高。但由于认为社区服务医疗水平有限、药品不足、就诊环境一般等,社区居民去社区医疗机构就诊比例不高。

本社区中常住居民所患慢性病排名前 5 的分别是高血压、高脂血症、糖尿病、冠心病和脑卒中,患病率均与本市常住居民患病率基本持平,且存在多种慢性病发病危险因素。各年龄层居民的超重肥胖率均较高、男性主动吸烟率和女性被动吸烟率较高、男性饮酒率较高,这些均为高血压、糖尿病等慢性病发病的危险因素。

（四）下一步工作计划

1. 提高社区卫生服务的能力与水平　加强医务人员的培训,规范医疗诊治程序,提高医疗水平。对社区卫生服务中心（站）医护人员进行定期培训,并可依靠辖区医联体单位的帮助进行培训、临床实践、考核,必要时还可鼓励医务人员参加三级医院的研修培训等,以提高诊断治疗水平,满足居民需求,提高社区卫生服务利用率。

2. 积极开展普通人群的健康教育　本社区普通人群的超重肥胖率、吸烟饮酒率均较高,且在各个年龄层都有增加的趋势,因此应注意各个年龄段人群慢性病预防和筛查等干预措施的实行,控制低年龄段慢性病的发生。可以通过定期开展社区讲座、社区张贴慢性病防控海报、发放宣传材料等方式,提高普通居民对慢性病的知晓率和自我行为改变率,增强自我管理的意识和效果,降低高危人群中危险因素水平。还应积极开展人群高血压和糖尿病筛查,通过建立35岁以上人群首诊测血压制度、血糖定期检测以及建议居民定期体检等方式,提高高血压、高血糖、高血脂检出率,以及慢性病的早诊早治的比例。

3. 规范开展慢性病人群的管理 本社区高血压、高脂血症等慢性病患病率均较高,为了减少并发症发病率,降低死亡率,应着重做到以下两点:①积极开展针对慢性病患者的健康教育,每月至少举办1次健康知识讲座,重点是规范慢性病用药、规律就医,正确监测血压、血糖、血脂等;②规范开展慢性病患者的随访管理,包括定期随访并将反馈情况输入电脑,定点定时免费测量血压,定期测定血糖,指导高血压、糖尿病患者自我管理,实行电脑动态管理并及时反馈管理、监测信息及失访情况,将血压或血糖水平得不到有效控制的患者及时转诊给专科医生。

4. 向上级部门反映社区药品种类不足的问题,建议根据居民实际需要,调整社区医保用药范围,扩大医保用药目录,以满足居民用药需求,增加居民社区就诊率。

(钱晨光)

第四节 健康教育与健康促进

健康教育与健康促进是健康管理的核心。通过有计划、有组织、系统的健康教育与健康促进,帮助人们树立健康观念与知识,促使人们改变不健康的行为和生活方式,提高人们的生活质量。在面对患者时,医生对其进行的针对性的教育被称为患者教育。它的目的是帮助患者理解与其健康问题相关的预防、治疗和康复措施,改善和维持患者健康,促进患者行为改变,增加其对治疗措施的依从性。膳食营养和基层常见慢性病关系密切,合理的膳食对基层常见慢性病的预防和治疗具有重要作用,均衡的膳食营养是健康的基础。

一、健康教育概述

1. 健康教育的定义 健康教育(health education)指的是通过有计划、有组织、系统的信息传播和行为干预,为人们提供维持或达到健康状态的卫生保健相关的健康指导,帮助人们自觉地采纳有益于健康的生活方式和健康的行为。其目的是帮助人们树立健康观念,增强自我保健意识,消除或减轻健康的危险因素,预防和控制疾病,提高人们的生活质量。

2. 健康教育的核心 健康教育的核心是教育人们树立健康观念及知识,养成健康的生活方式和行为习惯,改变或者停止危害健康的生活方式及习惯,消除或降低危害健康的相关因素。健康教育需要展开针对性的学习,为人们提供相关的健康知识、技术和服务,鼓励人们积极参与和学习卫生保健相关知识与健康指导,促使人们自觉采纳有益于健康的生活方式和健康的行为,达到预防和控制疾病、维持或达到健康状态的目的。此外,健康教育还需要社会和政府提供长久有效的支持,创建良好的健康教育环境,并促使广大群众积极参与来改善自己的行为和生活方式。

3. 健康教育的研究领域 健康教育的研究领域有不同的划分方法,从不同的角度体现了健康教育的内容。

(1)按照目标人群或场所划分:社区健康教育、学校健康教育、医院健康教育、职业人群教育、公共场所健康教育等。

(2)按教育目的或内容划分:疾病防治的健康教育、人生三阶段的健康教育、营养的健康教育、环境保护的健康教育、心理卫生的健康教育、生殖健康的健康教育(包括艾滋病、性传播疾病、安全性行为等)、控制吸烟的健康教育、酗酒和药物滥用(吸毒)的健康教育、安全教育、死亡教育等。

(3)按业务技术或责任划分:对目标人群健康需求的收集与评估、健康教育的设计、健康教育的行为管理、健康教育教材的制作与媒体开发、健康教育的组织实施、健康教育的人才培训、健康教育的评价、社区的组织与开发、健康教育年度工作计划的制订等。

二、健康促进概述

1. 健康促进的概念 健康促进(health promotion)一词最早见于 20 世纪 20 年代的公共卫生文献,近 100 年来,健康促进的定义随着时代的进步而不断发展。目前,健康促进广受认可的定义是 1986 年 11 月 21 日世界卫生组织于加拿大渥太华召开的第一届国际健康促进大会中通过的《渥太华宣言》所提出的:健康促进是促使人们提高、维护和改善他们自身健康的过程,是协调人类与环境之间的战略,规定了个人与社会对健康各自承担的责任。美国健康教育学家劳伦斯·格林教授等人于 1991 年提出:健康促进是指一切能够促使行为和生活条件向有益于健康转变的教育与生态学支持的综合体。另外一个影响较广的定义是由《美国健康促进杂志》所提出的:健康促进是帮助人们改变其生活方式以实现最佳健康状态的科学和艺术。最佳的健康状态是实现身体、情绪、社会适应性、精神和智力健康的平衡。生活方式的改变会得到提高认知、改变行为和创造支持性环境等三方面联合作用的促进。三者当中,创造支持性环境是保持健康持续改善最重要的影响因素。

2. 健康促进的内涵 健康促进的基本内涵包括个人行为的改变、政府部门行为及社会环境改变两个方面,通过提高个人及群体的主观能动性来发挥他们的健康潜能。健康促进拥有以下 6 种内涵。

(1)健康促进是社会发展的标志,它随着社会的进步、疾病谱的变化以及医学模式的转变而改变。随着对健康认识的不断加深,健康促进并不局限于疾病的预防,而是涉及整个人群的生活与健康的方方面面。

（2）健康促进需要社会及各级政府部门共同参与,而不是仅单独依靠卫生部门的工作。

（3）健康促进可以直接促进生态环境、卫生服务、经济、政策、法律法规和社会行为等各种影响健康的因素发展。

（4）健康促进是一种具有综合性和应用性特点的科学理论,需要运用多学科及社会性的综合性干预措施来促进群体健康。

（5）健康促进强调个体、家庭、社区、政府和非政府组织有组织地参与。

（6）健康促进强调人与环境的协调发展。

综上所述,健康促进的概念比健康教育更为宽泛,是健康教育发展的结果。健康促进可以通过改善和协调人类与其生活的环境,使个人及群体采取积极行动,帮助人们减少不健康的行为及生活方式,使其向有益于健康改变的方向发展。因此,健康促进是新型公共卫生的精髓,是健康管理的核心。

3. 健康促进的领域　《渥太华宣言》提出了健康促进的 5 个主要活动领域,这也是健康促进能够成功的要点。

（1）制定促进健康的公共政策:健康促进需要各个政府决策部门和全社会共同参与和努力。制定的政策包括立法、财政、税收和组织改变等。在制定政策的同时要考虑这些政策能否给群众带来健康的结果,从而保证这些政策协调一致地执行,能够为全社会的健康带来积极影响。

（2）调整卫生服务方向:促使卫生部门调整服务方向,不仅要提供临床治疗服务,还应该注重健康促进和预防保健,将卫生投入和资源配置与社会需求统一起来,努力创造一个能够使广大群众合理利用现有卫生资源的健康卫生制度。

（3）创造有利健康的环境:各级政府需要为群众创造安全并有利于健康的支持性环境,保护自然和自然资源,提供相应的基本生活设施和产品服务,营造适合群众舒适生活的自然和社会环境。

（4）加强社区行动:社区是人们生活的地方,只有通过建立行之有效的政策来鼓励社区行动,使社区拥有自主权,才能更好地开发社区资源,发挥社区力量,促进公众参与到卫生事务中去,以实现社区健康的目标。

（5）发展个人技能:通过健康教育使群众学习更多的专业知识,了解生命各个阶段并掌握预防慢性病的方法,让群众拥有维护自己健康的能力,作出更有利于自身健康的决定。

1997 年第四届国际健康促进大会颁布的《雅加达宣言》指出,21 世纪健康促进的重点内容是提高社会对健康的责任感,增加对健康发展的投资,巩固和扩大健康领域的合作伙伴关系,增加社区的能力和给予个人权利,保证健康促进的基础设施和所需资源。

4. 健康促进的基本策略　要想群众拥有健康,最基本的措施是要保障人们拥有稳定的社会经济制度及社会生存环境、稳定的收入、充足的食物和资源、社会的公平与公正等。因此《渥太华宣言》确定了以下三个基本策略：

（1）倡导和动员全社会积极参与促进健康的活动中，制定相关的健康促进政策，调整卫生部门的服务方向，扩大关于健康促进的宣传，提高社会各界对健康措施的认同，创造促进健康的环境。

（2）促成促进权力放开，以利于创建公平健康的环境，保障群众享有公平的卫生保健机会和资源，缩小已经存在的健康状况差异，让群众获得正确的观念和科学的知识，使群众拥有选择健康生活方式、保持健康状态的权利。

（3）协调健康促进不仅涉及个人，还涉及社区、卫生部门、社会经济部门、政府和非政府组织等。这需要在健康促进行动中，相关的个人及部门、社区、政府和非政府组织等相关群体协调一致，为促进健康而统一行动，实现全民健康的伟大目标。

三、患者教育的概念与原则

1. 患者教育的概念　患者教育（patient education）是社会发展和医学进步的产物，最早起源于 19 世纪中后期。到了 20 世纪 50 年代，美国保健业提出了患者教育的概念，旨在减少长期住院患者的医疗费用。

1979 年，Simonds 将患者教育定义为：是一种影响患者的行为，是使患者保持健康与促进健康所需的知识、态度、技能发生改变的过程。此过程从提供信息开始，包括理解和整合信息，以带来有利于患者健康状况的态度和行为的改变。1989 年 Smith CE 指出，患者教育是帮助患者学习，并帮助患者把与健康相关的行为融入日常生活的过程。2000 年 Pedersen CA 指出，患者教育是指告知患者其健康状况、治疗方案、药物治疗和自我管理的多种教育活动的结合，从而改善和维持患者健康，促进患者行为改变。总之，患者教育是以患者为中心，对患者及其家属实施有计划、有目的、系统性的健康教育活动，帮助人们防治疾病和维护心身健康。

2. 患者教育的原则　全科医生对患者的教育可以给患者带来很大的影响，可以有效地改变患者不健康的生活方式，帮助他们采取健康的生活方式与生活态度，使患者能够更好地参与到自身疾病的治疗和管理中来。患者也可以从患者教育中得到关于健康或疾病的更多相关知识。医生和患者之间可以建立促进患者健康的良好伙伴关系，患者可以获得最大的收益，这要求医护人员遵循以下患者教育原则。

（1）反馈：教导患者了解关于他们自身疾病的治疗目的和预期效果，以及治疗的起效时间，并知晓患者在接受教育后对健康知识以及疾病认识是否有明显进展，对患者的进步要进行鼓励和赞赏。

（2）个体化：考虑患者的需求、预期、自身疾病的特点和家庭经济状况，与每位患者讨论他们的特殊治疗目的和过程，以保证患者和家属愿意和有能力学习相关疾病及健康知识。帮助和邀请患者或家属参与治疗和决策过程中,使患者和家属理解不同的治疗方案和费用,以及选择不同治疗方案的原因和效果。

（3）易行:医护人员对患者进行教育的有关疾病与健康的材料、内容、条件以及技术训练都应该是易于获得的,可以简易便捷地结合治疗方案学习有关的知识及术语,从而提高教育质量。患者或家属对患者教育内容应易于接受,教育内容应易于执行。

（4）相关性:患者教育的内容与患者或其家属的需求要具有一定的相关性。

（5）利用多方面教育渠道:多种学习方式相结合,可以通过文字、图表、授课、印刷品以及新兴的新媒体(如微信推送)等进行学习,也可以通过团队的方式进行教育。

四、实施患者教育对社区医护人员的要求

社区医护人员服务居民具有便捷性,因此对患者及其家属来说,他们是进行患者教育的最佳人选。为了更好地进行患者教育,使患者对病情的期待和实际相符,提高患者对于医护人员所提供医疗服务的满意度,社区医护人员需要达到以下几点要求:

1. 具有良好的职业素养 作为一名医护人员,应该尊重生命、重视生命。医护人员在对患者及其家属实施患者教育时,应该富有同情心,理解并善于倾听其意愿,尽最大的努力给予帮助,满足其需求。良好的职业素养和医护人员自身的世界观、人生观、价值观和道德修养分不开。更重要的是,医护人员需要具备相应的医疗能力以及对自己职业和生活的积极向上的态度,对待患者持有关怀、亲切、负责和真诚的态度,在实施患者教育过程中,始终保持积极热情的工作态度。

2. 需要具备全科知识和全科医疗服务能力 社区医护人员多为全科医生及护士。在进行患者教育的过程中,医护人员所关注的内容不仅应包括患者当下的疾病问题,还应包括既往疾病、生活习惯与现在所患疾病的关系,以及将来疾病转归与预后情况。这要求社区医护人员能够积极地调动患者和家属的主观能动性,鼓励他们参与患者教育,最终能够积极主动地参与自身疾病的预防与诊疗过程。医护人员还要不断提升自己的业务能力,进行专业化的知识教育和技能训练,掌握相关的知识和技能,参与继续教育,加强与国内外同行的交流学习,使患者教育更加专业,以满足患者及家属的健康需求。

3. 坚持以患者为本的理念 社区医护人员需要平等对待患者,尊重患者的人格,始终把患者的利益放在首位。在患者及家属知情同意的基础上,社区医护人员要主动了解患者及家属的需求、问题、顾虑以及家庭背景,针对性地进行患者教育,将患者教育做到利益最大化,做对患者最有意义的患者教育。

4. 具有一定的沟通技巧 社区医护人员需要具有简洁明了的语言技巧,尽量避免使用专业术语,要能够用患者及家属能够理解的词语解释专业医学术语,并运用劝导性的语言与患者沟通交流。在进行患者教育过程中,社区医护人员需要时刻鼓励患者询问问题并耐心解释问题,杜绝命令和居高临下的语气。同时,社区医护人员需要真诚地帮助患者解决问题。在解释和告知患者病情以及治疗注意事项时,医护人员要杜绝使用类似于"多运动""减少脂肪摄入"之类的过于宽泛的语言,而是需要提高语言的精确度,教授患者更为精准的治疗方法,让患者获得更多有用的信息以进行有效的行为改变。

5. 身体力行,树立良好形象 医护人员从自身做起,养成良好的生活方式和习惯,为患者及家属做榜样。在进行患者教育的过程中,宣教的社区医护人员可以用自身事例来进行教育,以增强教育的感染力。医护人员自身事例可以加深患者对教育内容的印象,增强患者对医护的信任,从而达到患者教育的目的。

6. 学会利用新媒体 现如今网络发达,社区医护人员可合理利用网络资源对患者及家属进行健康教育。医护人员需要熟悉一些相对可靠的网络资源,并推荐给患者及家属学习。医护人员还可以利用网络信息的传播便利性,利用微博、微信公众号、视频等相关新媒体制作患者教育课程,扩大传播影响力,让更多不方便参与线下教育的患者及家属能够更加方便地接受患者教育。

五、基层常见慢性病的膳食指导原则

膳食营养和常见病关系日益密切,均衡的膳食营养是健康的基础。基层常见慢性病包括:呼吸系统、消化系统、泌尿系统等常见的感染性疾病;高血压、糖尿病、慢性阻塞性肺疾病、心血管疾病、脑卒中、癌症等。这些常见病的发病原因常与膳食营养不均衡以及不良的饮食习惯相关。大量证据表明,膳食营养的控制可以预防甚至治疗一些常见慢性病。合理的膳食对基层常见疾病,特别是慢性病的预防和治疗具有重要作用。因此,我们提倡饮食合理、不暴饮暴食、不偏食和忌食,建立良好的生活习惯,以低糖、低盐、低脂饮食代替高糖、高盐、高脂饮食,维护人们的身体健康,预防常见病发生与发展。

1. 心血管疾病的膳食指导原则

(1) 调节饮食,进食不宜过饱。

(2) 多饮水。

(3) 戒烟限酒。

(4) 多吃鱼,每周至少两次。

(5) 多食用脱脂乳品,如低脂奶和酸奶,减少乳制品的摄入。

(6) 多食用单不饱和脂肪酸的食用油,限制食物胆固醇摄入($<300mg/d$)。少食用动物性食物、饱和脂肪酸等。

2. 高血压的膳食指导原则

（1）DASH 膳食：DASH（dietary approaches to stop hypertension）饮食模式由美国国立心肺血液中心研究所（NHLBI）设计，旨在通过建立健康膳食结构预防和控制高血压。要点如下：①提倡多摄入蔬菜、水果和全谷类食物；②提倡适量摄入无脂或低脂乳制品、鱼、家禽、坚果和食物油；③限制饱和脂肪酸和反式脂肪酸的食物，如肥肉、全脂奶制品和部分植物油（如椰子、棕榈仁和棕榈油）；④限制含糖饮料和糖果；⑤低钠饮食，每日食盐摄入量不超过 6g；⑥饮食中应富含钾、钙、镁和纤维素。

（2）推荐通过饮食补充钾的摄入，建议成人每日至少从食物中摄入 3.5g 钾。富含钾的食物有水果、蔬菜、低脂乳制品、精肉和鱼、坚果和大豆制品。

（3）每周可吃蛋类 5 个。

（4）减少酒精摄入。若饮酒，白酒应<50ml/d，葡萄酒应<100ml/d，啤酒应<250ml/d。

3. 糖尿病的膳食指导原则

（1）推行合理膳食，低糖、低盐、低脂、高纤维饮食，保持理想体重。

（2）对糖尿病患者进行个体化医学营养治疗，确定合理的总能量摄入，均匀分配各种营养物质。碳水化合物供能不超过总能量的 20%~30%，合理均匀地分配于一日三餐；脂肪供能不超过 20%~30%，其中不饱和脂肪酸不超过总能量的 7%，食物中胆固醇的摄入量<300mg/d；蛋白质摄入量为供能的 15%~20%，推荐摄入量为 0.8g/（kg·d），保证优质蛋白比例超过 1/3。

（3）食用低血糖指数的食物，食用复合糖类，避免单糖摄入。

（4）至少一日三餐，使能量及蛋白质均匀分布在三餐中，一般按 1/5、2/5、2/5 分配或者 1/3、1/3、1/3 分配。

（5）减少烟酒摄入。若饮酒，女性一日饮用酒精量不超过 15g，男性不超过 25g；每周不超过 2 次。

（6）推荐膳食纤维每日摄入量至少 14g/kcal。

（7）每日食盐限制于 6g 以内。

（8）尽量从食物中补充铬、钙、铁、锌、铜等矿物质及维生素。

4. 脑血管病的膳食指导原则

（1）严格控制食盐的摄入，≤6g/d。

（2）脑卒中患者的基础能量消耗约高于正常人的 30%，建议能量摄入为 20~35kcal/（kg·d），再根据患者的身高、体重、性别、年龄、活动度、应激状况进行系数调整。稳定期患者的能量供给量可与正常人相同，体重超重者应减少能量供给。

（3）总脂肪能量占一日摄入总能量的比例不超过 30%，血脂异常的患者不超过 25%。限制胆固醇摄入，每日不超过 300mg，血脂异常者不超过 200mg。脑卒中患者膳食中碳水化合物应占每日摄入总能量的 50%~65%。脑卒中患者的蛋白质摄入量至少 1g/(kg·d),存在分解代谢过度的情况下(如有压疮时)应将蛋白摄入量增至 1.2~1.5g/(kg·d)。动物蛋白与植物蛋白比例为 1:1 左右。

(4) 每日摄入新鲜蔬菜 400~500g、水果 100g、肉类 50~100g;蛋类每周 3~4 个;奶类每日 250g;食油每日 20~25g;尽量少吃油炸、动物类食物及甜食。

(5) 戒烟限酒,男性每日饮酒不多于 30g,女性每日饮酒不多于 20g。

5. 癌症的膳食指导原则

(1) 合理膳食,适当运动,严格控制体重。

(2) 食物选择应多样化。保持每日适量的谷类食物摄入,成年人每日摄入 200~400g 为宜。

(3) 适当多摄入富含蛋白质的食物。适当多吃鱼、禽肉、蛋类,减少红肉摄入,对于放射治疗、化学治疗胃肠道损伤患者,推荐制作软烂、细碎的动物性食品,应增加白肉的进食量,可选择鱼、虾、贝类、鸡、鸭、鹅等。

(4) 多吃果蔬,水果每日推荐摄入量 200~300g,蔬菜每日推荐摄入量 300~500g。

(5) 限制精制糖摄入,包括白糖、红糖、冰糖、蜂蜜、果汁等,以及精米白面等制作的细粮。

(6) 不酗酒,不吸烟。

(7) 不长期服用可致癌药物。

(8) 姑息治疗患者:根据患者消化功能和全身情况,合理选择和搭配食物,食物中应富含蛋白质、维生素、纤维素等,改善患者营养状况,促进躯体功能恢复。

6. 单纯便秘的膳食指导原则

(1) 多摄入液体,特别是水和果汁。

(2) 吃大块食物和粗糙的食物(例如麸皮、全麦面包)。

(3) 多进食高纤维的水果,如杏、梨子等。

7. 高脂血症的膳食指导原则

(1) 多进食蔬菜、水果、豆类、全麦谷类、鱼等,增加膳食纤维摄入量。

(2) 控制食盐的摄入 ≤5g/d。

(3) 每日总脂肪摄入量 <总能量的 35%,饱和脂肪 <总能量的 7%,反式脂肪摄入量 <总能量的 1%;碳水化合物的摄入量占总能量的 50%~60%。蛋白质摄入应充足,动物蛋白摄入可适当选择脂肪含量较低的鱼虾类、去皮禽肉、瘦肉等,奶类可选择脱脂或低脂牛奶等。胆固醇的每日摄入量少于 300mg,高胆固醇血症者每日胆固醇摄入量应少于 200mg;少吃富含胆固醇的食物,如动物脑和动物内脏等。

(4) 戒烟禁酒。

(5) 减少含糖饮料的摄入。

(田惠玉)

下 篇
临床综合诊疗能力

第八章 常见症状的诊断与处理

第一节 发 热

发热(fever)是指感染性或非感染性因素导致的机体体温调节中枢出现功能障碍而使体温超出正常范围。临床上常用腋下温度(正常范围为 36~37℃)、口腔温度(正常范围为 36.3~37.2℃)和直肠温度(正常范围为 36.5~37.7℃)来反映机体温度。临床上常以口腔温度为标准,将发热分为低热(37.3~38℃)、中度发热(38.1~39℃)、高热(39.1~41℃)、超高热(41℃以上)。正常体温在不同个体之间略有差异,且受机体内外因素的影响而波动,但波动范围一般不超过 1℃。

一、病因

(一) 感染性发热

各种病原体,如病毒、细菌、支原体、立克次体、螺旋体、真菌、寄生虫等引起的感染,无论是急性、亚急性或慢性,还是局部性或全身性的感染,均可引起发热。

(二) 非感染性发热

1. 血液病 如白血病、淋巴瘤、恶性组织细胞病等。

2. 结缔组织病 如系统性红斑狼疮、皮肌炎、硬皮病、类风湿关节炎和结节性多动脉炎等。

3. 变态反应性疾病 如风湿热、血清病、药物热、溶血反应等。

4. 内分泌与代谢疾病 如甲状腺功能亢进、甲状腺炎、痛风和重度脱水等。

5. 血栓及栓塞疾病 如心肌梗死、肺梗死、脾梗死和肢体坏死等。

6. 颅内疾病 如脑出血、脑震荡、脑挫伤、癫痫持续状态等。

7. 皮肤散热减少 如广泛性皮炎、鱼鳞病以及慢性心力衰竭引起的发热,一般为低热。

8. 恶性肿瘤 各种恶性肿瘤均有可能出现发热。

9. 物理及化学损害 如中暑、日射病、大手术后、内出血、骨折、大面积烧伤及重度安眠药中毒等。

10. 自主神经功能紊乱 ①原发性低热,由于自主神经功能紊乱所致的体温调节障碍或体质异常;②感染后低热,由于细菌、病毒、原虫等感染致发热后,低热不退,而原有感染已愈;③夏季低热,多见于幼儿,因其体温调节中枢功能不完善,夏季身体虚弱,多在营养不良或脑发育不全者中发生;④生理性低热,如精神紧张、剧烈运动后,月经前及妊娠期也可有低热现象。

二、诊断及鉴别诊断

将发热患者在不同时间测得的体温数值分别记录在体温单上,把各体温数值点连接起来形成体温曲线,该曲线的不同形态(形状)称为热型(fever type)。不同疾病常有不同的热型,某些热型对发热性疾病的诊断与鉴别具有重要意义。临床上常见的热型如下:

(一) 稽留热

体温恒定地维持在39~40℃以上的高水平,达数日或数周,24小时内体温波动范围不超过1℃。常见于大叶性肺炎、斑疹伤寒及伤寒高热期。

(二) 弛张热

弛张热又称败血症热型。体温常在39℃以上,波动幅度大,24小时内波动范围超过2℃,但都在正常水平以上。常见于败血症、风湿热、重症肺结核及化脓性炎症、感染性心内膜炎。

(三) 间歇热

体温骤升达高峰后持续数小时,又迅速降至正常水平,无热期(间歇期)可持续1日至数日,如此高热期与无热期反复交替出现。常见于疟疾、急性肾盂肾炎、胆道感染等。24小时内发热呈2次升降者称为双峰热,见于革兰氏阴性杆菌败血症,长期间歇热又称消耗热。

(四) 波状热

体温逐渐上升达39℃或以上,数日后又逐渐下降至正常水平,持续数日后又逐渐升高,如此反复多次,又称"反复发热",常见于布鲁氏菌病、结缔组织病、肿瘤等。

(五) 回归热

体温急剧上升至39℃或以上,持续数日后又骤然下降至正常水平。高热期与无热期各持续数日后规律性交替一次。可见于回归热、霍奇金病、周期热等。

(六) 不规则热

发热的体温曲线无一定规律,可见于结核病、风湿热、支气管肺炎、渗出性胸膜炎等。

三、治疗

发热的处理原则为针对病因治疗,必要时给予退热治疗,同时加强支持治疗。首先应明确是功能性发热还是器质性发热,如果是器质性发热,则应进一步明确是感染性发热还是非感染性发热。

（一）感染性发热

若为传染病,需要尽早隔离并转诊至感染科。若为普通感染,首先应进行支持治疗。这是因为患者发热时处于高代谢状态,应注意补充水、蛋白质、能量及维生素,多休息,避免劳累。同时开展抗感染治疗,是治疗感染性发热的核心环节。要在明确病原体的基础上进行有针对性的抗感染治疗。对于疑似感染性发热且病情严重的急性高热患者,可给予经验性抗菌治疗。对于高热患者,如体温持续不退,可考虑退热治疗。退热治疗包括物理降温(如酒精擦浴、冰袋降温等)和药物降温(如对乙酰氨基酚缓释片、吲哚美辛栓剂、复方氨基比林注射液等)。对于高龄患者或不耐受患者首先考虑物理降温治疗,同时注意水、电解质平衡。

（二）非感染性发热

积极治疗原发病,必要时可应用退热药物治疗。

（三）不明原因发热

对于体温<39℃的发热,建议维持水、电解质平衡而无须处理发热。对于体温在39~40℃的发热,应积极使用物理降温及退热药物使核心体温降至39℃以下,同时维持水、电解质平衡。不推荐在体温调控机制正常时单独使用物理降温。对于体温>40℃的发热,或可能有脑组织损伤或感染性休克风险的患者,可在退热药物的基础上,用冷水或冰水擦拭皮肤,或擦拭皮肤后使用风扇、冰毯和冰袋,增加水分蒸发。诊断性治疗应局限于疟疾、结核感染等可凭借疗效作出临床诊断的特定疾病,不应作为常规治疗手段。抗感染药物的应用不应作为常规诊断性治疗的手段。原则上不建议在病因未明的发热患者中使用激素,尤其不应作为退热药物使用,激素滥用可能会改变临床表现,使诊断较为困难。

四、转诊指征

1. 传染性发热疾病者。
2. 长期不明原因发热者。
3. 感染性发热经抗感染治疗效果不佳,症状无改善者。
4. 非感染性发热需进一步进行诊断和治疗者。
5. 发热伴抽搐、意识障碍及各器官功能障碍者。

【思考题】

1. 发热的定义是什么?
2. 发热的常见原因有哪些?

（李海滨）

第二节 头 痛

头痛(headache)是指眉弓、耳郭上部与枕外隆凸连线以上部位的疼痛。其病因繁多,大多无特异性,如全身感染、精神紧张等均可引起头痛,但若头痛反复发作或呈持续性,也可能是器质性疾病所致。

一、病因

(一) 颅脑病变

1. 感染 如脑炎、脑膜炎、脑膜脑炎、脑脓肿、脑结核病、脑寄生虫病等。

2. 血管病变 如脑血栓形成、脑栓塞、脑出血、蛛网膜下腔出血、高血压脑病、脑供血不足、颅内动脉瘤、脑血管畸形、颅内静脉窦血栓形成、血栓闭塞性脉管炎和风湿性脉管炎等。

3. 占位性病变 如脑肿瘤、颅内转移瘤、脑结核瘤、颅内白血病浸润、颅内囊虫病或包虫病等。

4. 颅脑外伤 如硬脑膜下血肿、颅内血肿、脑震荡、脑挫伤、脑外伤后遗症。

5. 其他 如腰椎穿刺后或脊椎麻醉后头痛及偏头痛、丛集性头痛、头痛型癫痫等。

(二) 颅外病变

1. 颅骨疾病 如颅底陷入症、颅骨肿瘤。

2. 颈部疾病 颈椎病及其他颈部疾病。

3. 神经痛 如三叉神经、舌咽神经及枕神经痛。

4. 紧张性头痛(曾称肌收缩性头痛) 如精神因素、肌肉小动脉收缩、头颈肩姿势异常、颅周疾患等均有可能导致紧张性头痛。

5. 其他 眼、耳、鼻与牙等疾病所致的头痛。

(三) 全身性疾病

1. 急性感染 如伤寒、流感、肺炎等发热性疾病。

2. 心血管疾病 如高血压、心力衰竭。

3. 中毒 如酒精、铅、有机磷、药物(如水杨酸类、颠茄)、一氧化碳等中毒。

4. 其他 低血糖、贫血、肺性脑病、系统性红斑狼疮、尿毒症、月经期及绝经期头痛、中暑等。

(四) 神经症

神经症如神经衰弱及癔病性头痛。

二、诊断及鉴别诊断

详细的病史能为头痛的诊断提供第一手资料。在病史采集中应重点询问头痛的起病方式、发作频率、发作时间、持续时间、头痛的部位、性质、疼痛程度及伴随症状;注意询问头痛的诱发因素、前驱症状、头痛加重和减轻的因素。另外,还应全面了解患者的年龄与性别、睡眠和职业状况、既往病史、外伤史、服药史、中毒史和家族史等一般情况及其对头痛发病的影响。

在头痛的诊断过程中,首先应区分是原发性还是继发性。原发性头痛多为良性特发性头痛,继发性头痛则是器质性疾病所致。原发性头痛的诊断应在排除继发性头痛的基础上明确。全面详尽的体格检查尤其是神经系统和头颅、五官的检查,有助于发现头痛的病变所在。适时恰当地选用神经影像学或腰椎穿刺等辅助检查,能为颅内器质性病变提供客观依据。

三、治疗

头痛的防治原则包括病因治疗、对症治疗和预防性治疗。

病因明确的病例应尽早祛除病因,如颅内感染应抗感染治疗,高颅压者宜脱水降颅内压,颅内肿瘤需手术切除等。对于病因不能立即纠正的继发性头痛及各种原发性头痛急性发作者,可给予止痛等对症治疗,以终止或减轻头痛症状,同时应对头痛伴随症状(如眩晕、呕吐等)予以适当的对症治疗。对慢性头痛呈反复发作者应给予适当的预防性治疗,以防头痛频繁发作。

四、转诊指征

1. 头痛病因不明者。
2. 发作频繁或突发剧烈头痛。
3. 伴有神经系统体征者,如意识障碍、抽搐和肢体瘫痪者。
4. 需外科手术者。
5. 治疗后病情无缓解或加重者。

【思考题】

1. 头痛的病因有哪些?
2. 头痛的治疗包括哪些?

（李海滨）

第三节 头晕/眩晕

头晕(dizziness)是指空间定向力受损或障碍,可表现为头脑昏沉、头重脚轻、头胀、眼花等感觉。眩晕(vertigo)是一种运动性或位置性错觉,造成人与周围环境的空间关系在大脑皮质中反应失真,产生旋转、倾倒及起伏等感觉。二者可依次出现或共存。

一、病因

（一）周围性头晕/眩晕

1. 梅尼埃病　是内耳的淋巴代谢失调、淋巴分泌过多或吸收障碍引起的内耳膜迷路积水所致,亦有学者认为是变态反应、维生素 B 族缺乏等因素所致。

2. 迷路炎　常由中耳病变(表皮样瘤、炎症性肉芽组织等)直接破坏迷路的骨壁引起,少数是炎症经血行或淋巴扩散所致。

3. 前庭神经元炎　前庭神经元发生炎性病变所致。

4. 药物中毒　对药物敏感,内耳前庭或耳蜗受损所致。

5. 位置性眩晕　头部所处某特定位置所致。

6. 晕动病　是乘坐车、船或飞机时,内耳迷路受到机械性刺激,引起前庭功能紊乱所致。

（二）中枢性头晕/眩晕

1. 颅内血管性疾病　见于脑动脉粥样硬化、椎基底动脉供血不足、锁骨下动脉盗血综合征、瓦伦贝格综合征、高血压脑病和小脑或脑干出血等。

2. 颅内占位性病变　见于听神经瘤、小脑肿瘤、第四脑室肿瘤和其他部位肿瘤。

3. 颅内感染性疾病　见于颅后凹蛛网膜炎、小脑脓肿等。

4. 颅内脱髓鞘疾病及变性疾病　见于多发性硬化和延髓空洞症。

5. 癫痫。

6. 其他　如脑震荡、脑挫伤及脑寄生虫病等。

（三）全身疾病性头晕/眩晕

1. 心血管疾病　见于高血压、低血压、心律失常(阵发性心动过速、房室传导阻滞等)、病态窦房结综合征、心脏瓣膜病、心肌缺血、颈动脉窦综合征、大动脉炎等。

2. 血液病　见于各种原因所致贫血、出血等。

3. 中毒性疾病　见于急性发热性感染、尿毒症、重症肝炎、重症糖尿病等。

（四）眼源性头晕/眩晕

1. 眼病　见于先天性视力减退、屈光不正、眼肌麻痹、青光眼、视网膜色素变性等。

2. 屏幕性眩晕　看电影、看电视、用电脑时间过长和/或与屏幕距离过近均可引起眩晕。

（五）神经精神性头晕/眩晕

神经精神性头晕/眩晕见于神经症、更年期综合征、抑郁症等。

二、诊断及鉴别诊断

（一）周围性头晕/眩晕

1. 梅尼埃病　①以突发性眩晕伴耳鸣、听力减退及眼球震颤为主要特点；②伴有恶心、呕吐、面色苍白和出汗、脉搏迟缓、血压下降、耳胀满感；③发作持续时间短，多为 20 分钟至数小时；④具有反复发作的特点。

2. 迷路炎　①多有化脓性中耳炎和中耳手术史；②眩晕呈阵发性或继发性，伴恶心、呕吐；③瘘管试验多呈阳性。

3. 药物中毒　起病慢，多为渐进性，持续时间长，程度轻，伴耳鸣、听力减退。

4. 前庭神经元炎　①常有上呼吸道感染史；②急性起病，伴恶心、呕吐，一般无耳鸣及听力减退；③持续时间较长，数周至数月内自行缓解，很少复发；④一侧或双侧前庭功能减低，常存在快相偏离患侧的眼球震颤。

5. 位置性眩晕　①头部运动在某一特定位置时出现眩晕，持续数十秒，伴眼球震颤；②重复该头位时眩晕可再度出现；③一般无听力和其他神经系统障碍。

（二）中枢性头晕/眩晕

1. 颅内血管性疾病　多有眩晕、头痛、耳鸣等症状，高血压脑病者可有恶心、呕吐，重者可出现抽搐或昏迷。小脑或脑干出血常以眩晕、头痛、呕吐起病，重者很快昏迷。

2. 颅内占位性病变　听神经瘤、小脑肿瘤除有眩晕外，常有进行性耳鸣和听力下降，还有头痛、复视、构音不清等。其他肿瘤因部位不同表现也各不相同。

3. 颅内感染性疾病　除神经系统临床表现外，尚有感染症状。

4. 颅内脱髓鞘疾病及变性疾病　多发性硬化是以中枢神经系统多发病变为特点的脱髓鞘疾病，常以肢体疼痛、感觉异常及无力为首发症状，可有眩晕、视力障碍及相关的神经系统症状和体征。延髓空洞症是进行性变性疾病，可出现软腭瘫痪、吞咽困难、发音障碍等表现，部分患者伴有眩晕。

5. 癫痫　有些患者出现眩晕性发作，多见于颞叶癫痫和前庭癫痫。

（三）全身疾病性头晕/眩晕

1. 心血管疾病　出现血压、心率、心律变化的同时伴有眩晕，不同疾病有其相应的临床表现。

2. 血液病　常有贫血、出血等表现，血常规、血凝试验常提示异常。

3. 中毒性疾病　有不洁饮食或用药史，不同疾病均有其特征性临床表现，眩晕只是一个伴随症状。

（四）眼源性头晕/眩晕

常表现为视力减退、屈光不正、眼肌麻痹等。

（五）　神经精神性头晕/眩晕

排除器质性病变后,可考虑神经精神性头晕/眩晕。

三、治疗

1. 周围性头晕/眩晕　良性阵发性位置性头晕/眩晕通常需要解释安慰及前庭功能训练。急性迷路炎、前庭神经元炎者可应用地西泮 5~10mg 或氯丙嗪 12.5mg,肌内注射一次,如眩晕症状缓解不明显,4~6 小时重复使用,持续数日;可短期应用糖皮质激素;为自限性疾病,5~7 日或几周恢复。梅尼埃病也可应用地西泮 5~10mg 或氯丙嗪 12.5mg,肌内注射一次;如眩晕症状缓解不明显,4~6 小时重复使用,持续数日;可联合倍他司汀 6~12mg,每日 3 次。

2. 中枢性头晕/眩晕　中枢病变需积极治疗原发病变,行抗感染、降颅内压、溶栓、手术等治疗。

3. 全身疾病性、眼源性及神经精神性头晕/眩晕　治疗原发病,对症止晕治疗。

四、转诊指征

1. 儿童眩晕。

2. 检查后头晕/眩晕原因不明确。

3. 怀疑器质性疾病,需要较为复杂的专业设备检查。

4. 有肿瘤可能性。

5. 创伤后眩晕。

6. 化脓性中耳炎治疗后仍有眩晕。

7. 病毒性迷路炎治疗 3 个月后仍有眩晕。

8. 梅尼埃病保守治疗无效。

9. 良性阵发性位置性头晕/眩晕治疗后仍持续存在 12 个月。

10. 存在后循环缺血的证据。

11. 合并严重精神或心理异常。

【思考题】

1. 头晕的常见原因包括哪些?

2. 中枢性眩晕及周围性眩晕的鉴别诊断要点。

（李海滨）

第四节　咳　　嗽

咳嗽(cough)是人体的一种防御性反射动作,通过咳嗽可以清除呼吸道分泌物和一些气道异物。临床上,咳嗽按持续时间可分为急性咳嗽、亚急性咳嗽和慢性咳嗽。急性咳嗽时间<3周,亚急性咳嗽为3~8周,慢性咳嗽>8周。咳嗽按性质又可分为干性咳嗽与湿性咳嗽(每日痰量>10ml)。咳嗽时,如果同时有气管、支气管分泌物咳出,为咳痰,又称湿性咳嗽;不伴咳痰的咳嗽称为干性咳嗽。

一、病因

急性咳嗽的常见病因为普通感冒和急性气管支气管炎。哮喘、慢性支气管炎和支气管扩张等原有疾病的加重也可导致急性咳嗽。此外,环境因素或职业因素暴露也越来越多地成为急性咳嗽的原因。

亚急性咳嗽最常见的原因是感染后咳嗽(PIC),其次是咳嗽变异性哮喘(CVA)、嗜酸性粒细胞性支气管炎(EB)、上气道咳嗽综合征(UACS)等。

引起慢性咳嗽的病因众多,常见病因包括 CVA、UACS、EB、胃食管反流性咳嗽(GERC)和变应性咳嗽(AC)。其他病因还包括慢性支气管炎、支气管扩张症、气管支气管结核、支气管肺癌和心因性咳嗽等,以及血管紧张素转化酶抑制剂(ACEI)等药物性咳嗽。

有一部分慢性咳嗽患者即使进行了全面检查、治疗之后,病因仍无法明确,称之为不明原因慢性咳嗽或特发性咳嗽。此类患者以慢性刺激性干性咳嗽为主要表现,对外界刺激较敏感,普遍存在咳嗽高敏感性,近年来亦称之为“咳嗽高敏综合征”。

二、诊断及鉴别诊断

(一) 病史

询问咳嗽的持续时间、时相、性质、音色以及诱发或加重因素、体位影响、伴随症状等,了解痰液的量、颜色及性状等,以及有无吸烟史、职业或环境刺激暴露史、服用 ACEI 类药物或其他药物史等对诊断具有重要价值。有特殊职业接触史应注意职业性咳嗽的可能。

咳嗽可按持续时间分为急性、亚急性或慢性咳嗽,以缩小诊断范围。干性咳嗽主要见于非感染性咳嗽,湿性咳嗽则以感染性咳嗽多见,特别是痰量较多、咳脓性痰者,应首先考虑呼吸道感染性疾病。

咳嗽发生的时相有一定的诊断价值,以夜间咳嗽为主的患者应首先考虑 CVA 的诊断。有过敏性疾病史和家族史者应注意排除变应性鼻炎和支气管哮喘(哮喘)相关的咳嗽。伴有鼻塞、流涕、喷嚏、鼻后滴流感、咽后黏液附着感等症状者,应首先考虑 UACS 的可能;伴随反酸、嗳气、胸骨后灼烧感等症状或者餐后咳嗽加重者,应考虑 GERC 的诊断;痰中带血或咯血者应考虑结核、支气管扩张和肺癌的可能。

（二） 体格检查

体格检查包括体型、鼻、咽、喉、气管、肺部，以及双肺呼吸音和有无干湿啰音等。肥胖体型者应注意睡眠呼吸暂停或胃食管反流合并慢性咳嗽的可能。多数慢性咳嗽患者无异常体征。体格检查闻及呼气期哮鸣音时，要考虑哮喘可能；闻及吸气期哮鸣音，要警惕中心型肺癌或支气管结核；闻及 velcro 啰音（又称爆裂音），应考虑弥漫性实质性肺疾病的可能。此外，也应注意有无心界扩大、期前收缩、器质性心脏杂音等心脏体征。

（三） 辅助检查

1. 胸部 X 线片　建议将胸部 X 线片作为慢性咳嗽的常规检查。若发现明显病变，根据病变特征进行评估；若无明显病变，则按慢性咳嗽诊断流程进行检查。

2. CT 检查　胸部 X 线片如有可疑病变时，可进一步行 CT 检查。胸部 CT 检查有助于发现纵隔前后肺部病变、肺小结节、气管壁增厚、气管壁钙化、气管狭窄、纵隔淋巴结肿大等一些胸部 X 线检查不易发现的病变。高分辨率 CT 有助于诊断早期弥漫性实质性肺疾病和非典型支气管扩张。

3. 肺功能检查　通气功能和支气管扩张试验主要用于诊断典型哮喘、部分 CVA 和慢性阻塞性肺疾病（COPD）等。支气管激发试验主要包括醋甲胆碱和组胺支气管激发试验，用于检测气道是否存在高反应性。支气管激发试验阳性是诊断 CVA 的重要标准。

三、治疗

（一） 急性咳嗽的治疗

原则上以对症治疗为主。若合并细菌感染，可适当应用抗感染药来控制感染，可应用鼻腔减充血剂（如盐酸伪麻黄碱 30～60mg，口服，3 次/d），减少炎性分泌物对气道的刺激。咳嗽剧烈者可适当应用镇咳药，痰多而不易咳出者可应用祛痰药。

（二） 亚急性咳嗽的治疗

感染后咳嗽为自限性，多能自行缓解。通常不必使用抗生素，但对肺炎支原体、肺炎衣原体和百日咳鲍特菌引起的感染后咳嗽，使用大环内酯类抗生素治疗有效。对部分咳嗽症状明显的患者可以短期应用镇咳药、抗组胺药和减充血剂等。

（三） 慢性咳嗽的治疗

慢性咳嗽的治疗包括对因治疗和对症治疗。

1. 对因治疗

（1） 上气道咳嗽综合征（曾称鼻后滴漏综合征）：明确鼻、咽、喉部的病变，对因治疗是关键。如合并变应性鼻炎，可给予抗组胺药（如氯苯那敏）联合鼻减充血剂(如伪麻黄碱)和/或白三烯受体调节剂等药物治疗,配合局部糖皮质激素吸入可能有效,并应尽量避免与变应原接触。如合并细菌性鼻窦炎应正规进行抗感染治疗,必要时需行鼻内镜手术治疗。

(2) 咳嗽变异性哮喘:大多数患者吸入小剂量糖皮质激素联合支气管舒张剂(β_2受体激动剂或氨茶碱等)即可,或用两者的复方制剂如布地奈德福莫特罗、氟替卡松/沙美特罗,必要时可短期口服小剂量糖皮质激素治疗。治疗时间不少于 8 周。

(3) 嗜酸性粒细胞性支气管炎:通常采用吸入糖皮质激素治疗,丙酸倍氯米松($250\sim500\mu g/$次)或等效剂量的其他糖皮质激素,每日 2 次,持续应用 4 周以上。初始治疗可联合应用泼尼松口服,每日 $10\sim20mg$,持续 $3\sim5$ 日。

(4) 胃食管反流性咳嗽:内科治疗包括调整生活方式、应用抗酸药(包括质子泵抑制剂和组胺 H_2 受体拮抗剂等)、胃肠促动药(如多潘立酮)。单用抗酸药效果不佳者,加用胃肠促动药可能有效。内科治疗时间要求 3 个月以上,一般需 $2\sim4$ 周方显疗效。少数内科治疗失败的严重反流患者,抗反流手术治疗可能有效。

2. 对症治疗　慢性咳嗽的对症治疗包括镇咳和祛痰。轻度咳嗽不需进行镇咳治疗;但严重的咳嗽,如剧烈干性咳嗽或频繁咳嗽影响休息和睡眠时,则可适当给予镇咳治疗。需要注意的是,痰多患者禁用强力镇咳治疗。

四、转诊指征

1. 病因不明,需进一步确诊者。

2. 经治疗症状不能缓解者。

3. 怀疑有肺结核、肿瘤者。

4. 怀疑心血管疾病所致的咳嗽者。

5. 并发大咯血、气胸、气管支气管异物、肺栓塞等严重症状或疾病者。

6. 怀疑为上气道咳嗽综合征、胃食管反流、咳嗽变异性哮喘、嗜酸性粒细胞性支气管炎者。

【思考题】

1. 咳嗽的病因通常有哪些?

2. 咳嗽的常见伴随症状包括哪些?

(李海滨)

第五节　心　悸

心悸(palpitation)是指患者自觉心脏跳动的不适感,是临床上常见的症状之一。患者可有不同的描述,如心慌感、扑动感、落空感、重击感和漏跳感等。发作时心率可以正常,也可以快或慢,心搏节律可正常或不正常。

一、病因

(一)　心脏搏动增强

1. 生理性　见于健康人在精神过度紧张或剧烈运动时,喝咖啡、浓茶或酒后,用药后(如肾上腺素、麻黄碱、咖啡因、阿托品、甲状腺片等),以及妊娠。

2. 病理性　见于心室肥大(高血压心脏病、主动脉瓣关闭不全、二尖瓣关闭不全、动脉导管未闭、室间隔缺损等)、甲状腺功能亢进、贫血、发热、低血糖症、嗜铬细胞瘤等。

(二)　心律失常

1. 心动过速　各种原因引起的窦性心动过速、阵发性室上性或室性心动过速等。

2. 心动过缓　高度房室传导阻滞、窦性心动过缓或病态窦房结综合征等。

3. 其他心律失常　期前收缩、心房扑动或心房颤动等。

(三)　其他

心力衰竭、心脏神经症、β受体亢进综合征、更年期综合征、胸腔大量积液、高原病、胆心综合征。

二、诊断及鉴别诊断

1. 心律失常型　心率和心律有助于初步判断心律失常的类型,心电图检查是诊断心律失常最重要的一项无创伤性检查技术,动态心电图适用于间歇发作且不频繁的心律失常诊断。

2. 非心律失常型　除外心律失常型心悸后,询问心悸发作的诱因、时间、频率、病程、相关症状及病因,包括有无心血管系统、内分泌系统(包括甲状腺功能亢进、嗜铬细胞瘤)、呼吸系统(如慢性阻塞性肺疾病等)、血液系统(如贫血等)疾病等病史,以及支持和否定上述病史的辅助检查资料。排除器质性疾病后,再考虑精神心理因素导致的心悸症状。

三、治疗

(一)　心律失常型

心律失常型心悸常应用抗心律失常药治疗,而对于各种严重的甚至危及生命的恶性心律失常,以及各种持续时间较长的快速型心律失常,药物治疗无效者,均应考虑电复律或电除颤治疗。必要时可行手术治疗,如植入型心律转复除颤器、植入心脏起搏器、射频导管消融等。

（二）非心律失常型

1. 应鉴别心悸的机制,获得心悸症状发作时的心电图记录,明确病因,治疗基础心脏病。

2. 对病因明确的心悸患者,应针对病因(心律失常、结构性心脏病、心理疾病或系统性疾病)进行治疗。如病态窦房结综合征患者应接受起搏器治疗;阵发性室上性心动过速患者可行射频导管消融治疗;系统性或药物致心律失常者,应针对实际情况进行治疗。病因不明,并且有严重心血管事件风险的患者,应尽快转至上级医院就诊。

3. 加强对心悸患者的一级预防,减少心血管危险因素,如戒烟限酒,控制血压、血糖、血脂,避免劳累,保持适度运动等。

四、转诊指征

1. 心律失常发作时出现意识丧失,或低血压、晕厥、心绞痛、心力衰竭等血流动力学不稳定表现者。

2. 既往有严重基础性心脏病(包括心肌炎、心肌梗死、不稳定型心绞痛等),新出现严重心律失常。

3. 室性心动过速。

4. 室上性心动过速、初发心房颤动初步处理后未能转复者,以及转复后需明确病因者。

5. 在心动过缓基础上发生的心房颤动;心房颤动发作时心室率超过 150次/min,须除外预激综合征伴发心房颤动者。

6. 新发生或需要治疗的室性期前收缩。

【思考题】

1. 心悸的鉴别诊断有哪些?

2. 心悸的治疗方法有哪些?

（李海滨）

第六节　胸　　痛

胸痛主要是指胸前区的不适感和疼痛,包括闷痛、针刺样痛、烧灼感、紧缩感、压榨感、刀割样痛、撕裂样痛等,有时可放射至面颊及下颌部、咽颈部、肩部、后背部、上肢或上腹部,表现为酸胀、麻木或沉重感等。其主要由胸部疾病引起,少数为其他疾病所致,胸痛的部位与程度并不一定和病变的部位与程度相一致。

一、病因

1. 胸壁疾病 肋间神经痛、肋软骨炎、带状疱疹、急性皮炎、皮下蜂窝织炎、多发性肌炎、肋骨骨折、急性白血病、多发性骨髓瘤等。

2. 心血管疾病 冠状动脉粥样硬化性心脏病(心肌梗死、心绞痛)、肥厚型心肌病、主动脉瓣狭窄、急性心包炎、胸主动脉夹层动脉瘤、肺梗死、肺动脉高压等。

3. 呼吸系统疾病 胸膜炎、胸膜肿瘤、支气管炎、支气管肺癌、自发性气胸、血胸等。

4. 纵隔疾病 纵隔炎、纵隔肿瘤、纵隔气肿等。

5. 其他 通气过度综合征、痛风、食管裂孔疝、食管炎、食管癌、膈下脓肿、肝脓肿、脾梗死以及神经症等。

二、诊断及鉴别诊断

(一)突发胸痛的鉴别

1. 急性心肌梗死 有心血管疾病危险因素;突发心前区或胸骨后剧烈疼痛,伴有濒死感和恐惧感,持续时间长,服硝酸甘油无效,可伴有休克、心力衰竭、心律失常等;心电图 ST 段抬高,或 ST 段显著降低伴心肌损伤标志物升高。

2. 肺栓塞 有慢性肺血栓栓塞症的危险因素;突然发生一侧胸痛、呼吸困难、晕厥、发绀、咳嗽、咯血,体格检查见肺动脉瓣第二音(P_2)亢进;心电图出现 $S_I Q_{III} T_{III}$ 改变,或右束支传导阻滞、电轴右偏、顺钟向转位;超声心动描记术(ultrasonic cardiography,UCG)提示肺动脉高压、三尖瓣关闭不全。

3. 主动脉夹层 中年以上,有高血压动脉硬化史;突发胸痛时,可放射至头、颈、上肢、腰背、中下腹甚至下肢,疼痛剧烈可有休克征象,两上肢血压或上下肢血压有明显差别;体格检查可见颈部血管或主动脉瓣区杂音;心电图改变缺乏特异性;UCG 提示升主动脉增宽、主动脉夹层。

4. 自发性气胸 在持重物、深吸气、剧烈咳嗽后突然发病;一侧胸痛、呼吸困难、干性咳嗽;体格检查可见肺部叩诊鼓音、一侧呼吸音减低或消失;胸部 X 线可见一侧肺受压。

5. 肋骨骨折 有外伤史;呼吸时疼痛加重;体格检查见局部有压痛、骨擦感;胸部 X 线有时可见骨折影像(也可能不明显)。

6. 心包炎 急性或亚急性发病,多见于青壮年,先有呼吸道感染症状;表现为持久性或间歇性胸痛,吸气或咳嗽可使疼痛加重,伴有发热、气短;体格检查可见心包摩擦音；心电图多导联 ST 段轻度抬高；超声心动图提示心包少量积液。

7. 胸膜炎 急性或亚急性起病；表现为发热、咳嗽、胸痛、气短；体格检查有胸膜摩擦音，或一侧叩诊浊音、呼吸音减弱；胸部 X 线可见少量胸腔积液。

8. 带状疱疹 亚急性起病；多表现为一侧剧烈疼痛；胸壁出现疱疹，呈带状分布。

9. 胸膜肿瘤 亚急性起病；表现为胸痛伴胸腔积液，多为血性积液，积液增长迅速，结核中毒症状不明显；胸部 X 线及 CT 检查可见占位灶；胸腔穿刺细胞学检查可见肿瘤细胞。

10. 膈下脓肿、肝脓肿 亚急性起病；表现为寒战高热，下胸前部、侧胸或背部疼痛，右侧较多见；体格检查可见局部有压痛，胸膈运动减弱。

（二） 反复发作性胸痛的鉴别

1. 心绞痛 有心血管疾病危险因素；发作性胸骨后压榨性疼痛，可放射至心前区、下颌、左上肢，持续数分钟，负荷增加时诱发，休息时或用硝酸酯类药物后疼痛可缓解；发作时心电图呈缺血性 ST-T 改变。

2. 肋软骨炎 可持续数周或数月，呼吸及上臂活动时加重，肋软骨有压痛；心电图、胸部 X 线未见异常。

3. 肋间神经痛 胸痛为刺痛、灼痛，并沿肋间神经分布，肋骨下缘可有压痛并沿肋间神经放射；心电图、胸部 X 线未见异常。

4. 急性白血病 表现为贫血、出血、发热、前胸痛、胸骨压痛；血常规、骨髓检查可协助明确诊断。

5. 食管反流性疾病 胸骨后烧灼样疼痛，饱餐后平卧易发作，常于夜间发作；胃镜检查可协助明确诊断。

6. 食管癌 多在吞咽时发作或加剧，常伴有吞咽困难；胃镜检查可协助诊断。

7. 纵隔肿瘤 胸痛可伴有呼吸困难、咳嗽、声音嘶哑、吞咽困难及上腔静脉阻塞综合征；胸部 X 线片、胸部 CT 检查可明确诊断。

8. 心脏神经症 多见于青年或中年女性；有神经衰弱的症状，胸痛为短暂的刺痛或较久的隐痛，伴有胸闷、气短症状；与情绪有关，心肺检查正常。

三、治疗

（一） 突发胸痛

首先，应该排除各种致命性疾病，包括急性心肌梗死、主动脉夹层、急性肺栓塞和张力性气胸，若为以上情况，应分秒必争，急救人员护送转至上级医院，同时酌情给予相应处理，包括吸氧、开通静脉通道、止痛、血压不低者可用硝酸甘油等。其次，注意排除其他可能威胁生命的疾病，如急性心肌炎、心包炎、纵隔疾病、肋骨骨折,高度怀疑或明确诊断后可转至专科治疗。

（二）反复发作性胸痛

首先,应排除对生命威胁最大的疾病——心绞痛,如已明确诊断,治疗原则为改善冠脉血供和降低心肌耗氧,以改善患者症状,提高生活质量;同时治疗冠状动脉粥样硬化,预防心肌梗死和死亡,延长生存期。发作期应立即休息,可使用硝酸酯类药物缓解症状。其次,考虑是否存在其他健康问题,给予相应治疗。最后,考虑精神、心理疾病。

四、转诊指征

1. 临床初步诊断或高度怀疑为急性心肌梗死、急性肺栓塞、主动脉夹层、气胸、急性心肌炎的患者;或原因未能明确的持续性或反复发作的剧烈胸痛,并伴有以下临床表现之一者:①用硝酸甘油或非甾体抗炎药不能缓解;②胸痛呈压榨性或撕裂样疼痛;③疼痛向腰背或左肩背放射;④焦虑或恐惧;⑤晕厥;⑥发绀、呼吸困难;⑦咳嗽、咯血;⑧心率过快或过慢;⑨血压明显升高或降低;⑩冷汗、四肢发凉;⑪体温≥39℃或≤35℃。应立即安排专业急救人员护送至上级医院急诊。

2. 临床初步诊断或高度怀疑为严重的心绞痛、急性心包炎、肋骨骨折、胸膜炎者,应尽快转送至上级医院急诊。

3. 临床初步诊断或高度怀疑为梗阻性肥厚型心肌病、心脏瓣膜病、食管反流性疾病、心脏神经症者,可转至上级医院专科门诊。

4. 怀疑食管或胃肠道疾病需行胃肠镜者。

【思考题】

1. 胸痛的常见病因有哪些?

2. 急性致命性胸痛常包括哪些?

3. 胸痛的转诊指征有哪些?

（李海滨）

第七节 腹 痛

腹痛(abdominal pain)是临床常见的症状,多数由腹腔内器官损伤引起,但腹腔外器官损伤及全身性疾病也可引起腹痛。腹痛的性质及程度受损伤器官的病变性质及病变的严重程度影响,同时也受神经和心理因素影响。临床上一般将腹痛按起病缓急、病程长短分为急性腹痛和慢性腹痛。

一、病因

（一）急性腹痛

1. 腹腔内器官急性炎症 急性胃炎、急性肠炎、急性阑尾炎、急性出血坏死性肠炎、急性胰腺炎、急性胆囊炎等。

2. 空腔脏器阻塞或扩张 肠梗阻、肠套叠、泌尿系统结石、胆管结石、胆道蛔虫病等。

3. 脏器扭转或破裂 肝破裂、脾破裂、肠扭转、绞窄性肠梗阻、胃穿孔、肠穿孔、肠系膜或大网膜扭转、卵巢囊肿蒂扭转、异位妊娠破裂等。

4. 腹膜炎症 多由胃肠穿孔引起，少部分为自发性腹膜炎。

5. 腹腔内血管阻塞 缺血性肠病、门静脉血栓形成及腹主动脉瘤等。

6. 腹壁疾病 腹壁皮肤带状疱疹、腹壁挫伤及腹壁脓肿。

7. 胸腔疾病所致的腹部牵涉痛 胸膜炎、食管裂孔疝、肺梗死、大叶性肺炎、心绞痛、心肌梗死、急性心包炎、胸椎结核。

8. 全身性疾病所致的腹痛 腹型过敏性紫癜、铅中毒、血卟啉病、糖尿病酮症酸中毒、尿毒症等。

（二）慢性腹痛

1. 腹腔脏器慢性炎症 慢性胃炎、十二指肠炎、溃疡性结肠炎、克罗恩病、慢性胆囊炎及胆道感染、慢性胰腺炎、结核性腹膜炎等。

2. 消化道运动障碍 功能性消化不良、肠易激综合征及胆道运动障碍等。

3. 胃、十二指肠溃疡。

4. 腹腔脏器扭转或梗阻 慢性胃扭转、肠扭转、十二指肠淤滞症、慢性肠梗阻。

5. 脏器包膜的牵张 实质性器官因病变肿胀，导致包膜张力增加而发生的腹痛，如肝淤血、肝炎、肝脓肿、肝癌等。

6. 中毒与代谢障碍 铅中毒、尿毒症等。

7. 肿瘤压迫及浸润 以恶性肿瘤居多，与肿瘤不断生长、压迫和侵犯感觉神经有关。

二、诊断及鉴别诊断

腹痛病因的诊断应结合病史、临床表现、辅助检查综合分析。急性腹痛患者就诊时，疾病往往处在快速发展、变化过程中，临床表现可能随时迅速发生改变，原本不明显的症状和体征可能逐渐显露或有新变化。因此，应增加观察症状及体征的频率，前后比较、细致分析，从病理生理的角度解释临床现象，不断调整诊断思路，不宜过早作出结论。多次反复地评估和多学科会诊有助于及时正确诊断。腹痛的诊断流程见图 8-7-1。

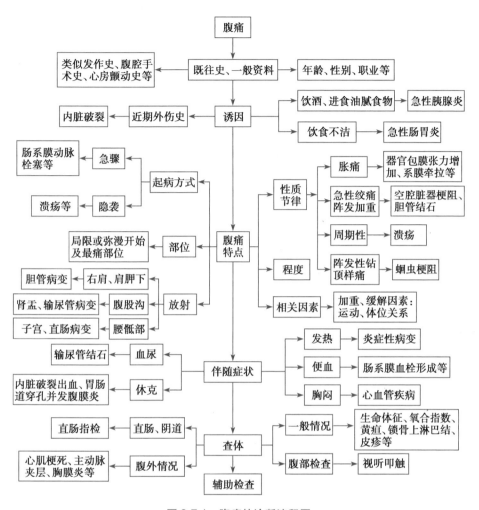

图 8-7-1　腹痛的诊断流程图

三、治疗

腹痛的治疗应针对病因给予相应治疗措施。但病因不明时,对伴随症状较重者,应积极给予对症处理。

1. 气道维护、呼吸和循环维护　吸氧、静脉输液补充有效血容量,纠正水、电解质和酸碱平衡紊乱等。

2. 胃肠减压　适用于胃肠梗阻者。

3. 解痉镇痛。

4. 灌肠和泻药　未能排除肠坏死、肠穿孔等情况下,不宜使用。

5. 抗生素　有明确感染病灶时,应予以抗生素。

6. 手术探查 经密切观察和积极治疗后腹痛不缓解、腹部体征不减轻、全身情况无好转反而加重时,诊断不明,有危及生命的腹腔内出血、穿孔、肠梗阻、严重腹膜炎等情况时,可考虑开腹探查,挽救生命。

四、转诊指征

1. 腹痛不能明确诊断需要进一步检查。
2. 严重腹痛超过 6 小时需要手术探查。
3. 腹痛疑有严重器质性疾病,如急性胰腺炎、胃十二指肠穿孔、异位妊娠、脏器破裂等。
4. 治疗后腹痛持续不缓解或加重者。
5. 生命体征不稳定者。
6. 合并严重心、肝、肺、肾、脑等脏器功能障碍者。

【思考题】

1. 什么是腹痛?
2. 腹痛的常见病因有哪些?

(李海滨)

第八节 腰 痛

腰痛(lumbago)是指下背部、腰部一侧或双侧的疼痛,伴或不伴腿部疼痛。严重者可引起患者运动功能障碍,使其生活质量下降。腰痛是临床常见症状之一。

一、病因

1. 外伤性
(1) 急性损伤:因各种外伤导致的腰椎骨折、腰椎脱位或腰肌软组织损伤。
(2) 慢性损伤:因不良体位、搬运重物等引起的慢性累积性损伤,特别是在潮湿、寒冷等物理性刺激后极易出现腰痛。
2. 炎症性
(1) 感染性:可见于结核性、化脓性或伤寒感染等对腰部及软组织的侵犯感染性炎症。
(2) 无菌性炎症:寒冷、潮湿、免疫变态反应和重手法推拿引起的骨及软组织炎症。
3. 退行性变 近年来因胸腰椎的退行性改变引起的腰痛发生率呈上升趋

势。一般认为,人从 20~25 岁脊柱开始退化,包括纤维环及髓核组织退变。如过度劳累、经常处于负重状态,髓核易于脱出。前后纵韧带、小关节随椎体松动导致移位,引起韧带骨膜下出血,微血肿机化,骨化后形成骨刺。髓核突出及骨刺可压迫或刺激神经引起疼痛。

4. 先天性疾病 最常见于腰骶部,是引起下腰痛的常见病因。常见的疾病有隐性脊柱裂、腰椎骶化及骶椎腰化、漂浮棘突、发育性椎管狭窄及椎体畸形等。

5. 肿瘤性疾病 原发性或转移性肿瘤对胸腰椎及软组织的侵犯。

二、诊断及鉴别诊断

1. 按照年龄及性别分类 在全科诊疗中,要注意就诊患者的背景,同样的症状,患者的性别和年龄不同,可能有不同的病因。全科医生不能仅关注患者的生物学因素,也要在诊治疾病时注意患者的背景。一位从事重体力劳动的年轻男患者的腰痛,有可能与他的日常工作有关;一位老年男性近期突然出现的腰痛,要注意考虑肿瘤或骨折的可能;而一位 60 岁或以上的女性经常腰背痛,则要考虑骨质疏松症的可能。

2. 按病因分类 机械性腰痛为机械性因素引起的腰痛,包括外伤、肿瘤等破坏性疾病所致的压迫或骨折,以及内脏疾病引起的腰部牵扯痛。

3. 按解剖部位分类 按解剖部位进行定位诊断,包括脊椎病变(腰椎间盘突出症、脊椎肿瘤等)、脊柱旁软组织病变(腰肌劳损、腰肌纤维组织炎等)、脊神经根病变(脊髓压迫症、腰骶神经根炎等)、内脏疾病(泌尿系统疾病、盆腔器官疾病、消化系统疾病等)。

4. 按症状持续时间分类 按症状持续时间可分为急性腰痛、亚急性腰痛和慢性腰痛。急性腰痛症状持续时间小于 6 周,亚急性腰痛症状持续时间在 6~12周,慢性腰痛持续时间大于 12 周。

三、治疗

腰痛的治疗目标是缓解疼痛,改善躯体功能,预防复发及残疾,维持工作能力。治疗方法有药物治疗、物理/康复治疗法、认知行为疗法等。

1. 调整生活方式 保持健康的生活方式,包括:加强营养,均衡膳食;规律运动,防止跌倒;充足日照;戒烟、限酒;避免过量饮用咖啡及碳酸饮料;尽量避免或少用影响骨代谢的药物。

2. 骨健康基本补充剂 补充钙和维生素 D 为骨质疏松症预防和治疗的基本措施。

(1)钙剂:任何类型骨质疏松症均应补充适量钙剂,使元素钙的总摄入量达 800~1 200mg/d。高钙血症和高钙尿症时应避免使用钙剂。常用碳酸钙 D_3

片,每片含碳酸钙 1.5g(相当于钙元素 600mg)/维生素 D_3 125IU,口服,每次 1 片,1~2 次/d。

(2) 维生素 D:推荐成人维生素 D 摄入量为每日 400IU(10μg);65 岁及以上老年人推荐摄入量为每日 600IU(15μg);维生素 D 用于骨质疏松症防治时,剂量可为每日 800~1 200IU。如维生素 D 滴剂(胶囊型)口服,每次 1 粒,1~2 次/d。

3. 药物治疗

(1) 非甾体抗炎药:具有抗炎、镇痛作用,是治疗腰痛常用药物。

(2) 抗骨质疏松药:按作用机制可分为骨吸收抑制剂、骨形成促进剂及其他机制类药物。骨吸收抑制剂:常用的有双膦酸盐、降钙素、雌激素等。骨形成促进剂:特立帕肽,是甲状旁腺激素类似物。其他机制类药物:活性维生素 D 及其类似物、维生素 K_2 类、锶盐等。

4. 康复治疗

(1) 运动疗法:运动疗法简单实用,不仅可以增强肌力与肌耐力,改善平衡协调性与步行能力,还可提高骨密度、维持骨结构、降低跌倒与脆性骨折风险等。对骨质疏松症有治疗效果的运动方式包括:①有氧运动,如慢跑、游泳等;②肌力训练,以较轻承重为主的渐进抗阻运动(适于无骨折的骨质疏松症患者),如负重练习;③冲击性运动,如体操、跳绳等;④平衡和灵活性训练,如太极拳、舞蹈等;⑤振动运动,如全身性振动训练。运动锻炼时要注意少做躯干屈曲、旋转动作。

(2) 物理因子疗法:脉冲电磁场、体外冲击波、全身振动、紫外线等物理因子治疗可增加骨量;超短波、微波、经皮神经电刺激、中频脉冲等治疗可减轻疼痛;对骨质疏松性骨折或者骨折延迟愈合者,可选择低强度脉冲超声波、体外冲击波等治疗以促进骨折愈合。

(3) 作业疗法:以针对骨质疏松症患者的康复宣教为主,包括指导患者正确的姿势、改变不良生活习惯、提高安全性。

(4) 康复工程:行动不便者可选用拐杖、助行架等辅助器具,以减少跌倒发生。

5. 有创治疗 包括封闭注射、脊柱融合术等。

6. 心理治疗 主要基于认知行为疗法,焦虑者可酌情加用镇静剂,抑郁者可酌情加用抗抑郁药。

四、转诊指征

以下情况需转诊至上级医院。

1. 诊断不明确或手术指征明确者。

2. 经治疗效果欠佳者。

3. 合并重要脏器疾病。

4. 生命体征不稳定者。

5. 首次发现骨质疏松症,病因和分类未明者,或疑似继发性骨质疏松症者。

6. 骨质疏松症伴有严重并发症者新发骨折。

【思考题】

1. 什么是腰痛?

2. 腰痛的常见病因有哪些?

(赵稳稳)

第九节　淋巴结肿大

淋巴结肿大(lymphadenectasis)是指由多种原因引起的淋巴结内部细胞增生,或者从其他组织转移而来的肿瘤细胞浸润,导致单个或多个淋巴结肿大。各种损伤和刺激以及炎症均可引起淋巴结肿大。

一、病因

淋巴结肿大按其分布可分为局限性和全身性淋巴结肿大。

(一) 局限性淋巴结肿大

1. 非特异性淋巴结炎　由淋巴引流区的急、慢性炎症引起,如急性化脓性扁桃体炎、牙龈炎可引起颈部淋巴结肿大。在急性炎症初期,肿大的淋巴结柔软伴有压痛,表面光滑、无粘连,肿大至一定程度后即停止。慢性炎症时,淋巴结较硬,最后淋巴结可缩小或消退。

2. 单纯性淋巴结炎　淋巴结自身的急性炎症。肿大的淋巴结伴有疼痛,呈中等硬度,有触痛,常发生于颈部淋巴结。

3. 淋巴结结核　多发生于颈部血管周围,呈多发,质地稍硬,大小不等,可与淋巴结粘连,或与周围组织粘连,若发生干酪样坏死,可触及波动感。淋巴结结核晚期破溃后会形成瘘管,愈合后可形成瘢痕。

4. 恶性肿瘤淋巴结转移　恶性肿瘤转移所致淋巴结肿大,质硬,或有象皮样感,表面可光滑或突起,常与周围组织粘连,不易推动,多无压痛。

(二) 全身性淋巴结肿大

1. 感染性疾病　病毒感染见于艾滋病、传染性单核细胞增多症等;细菌感染见于结核、麻风、布鲁氏菌病等;螺旋体感染见于梅毒、钩端螺旋体病、鼠咬热等;原虫与寄生虫感染见于丝虫病、黑热病等。

145

2. 非感染性疾病

（1）结缔组织疾病：如系统性红斑狼疮、结节病、干燥综合征等。

（2）血液系统疾病：如恶性组织细胞病、急/慢性白血病、淋巴瘤等。

二、诊断及鉴别诊断

1. 分布　一个区域淋巴结肿大称为局限性淋巴结肿大，多见于非特异性淋巴结炎、淋巴结结核及恶性肿瘤转移，应按淋巴引流区域寻找原发病灶；两个区域以上淋巴结肿大，要考虑为全身性淋巴结肿大，多见于急慢性淋巴结炎、传染性单核细胞增多症、白血病、淋巴瘤、钩端螺旋体病、恙虫病、布鲁氏菌病、血清病、结缔组织病等。

2. 伴随症状　可以对淋巴结肿大的病因提供重要线索。

（1）相应引流区感染灶：淋巴结肿大伴有相应引流区域感染灶者，如颌下、颏下淋巴结肿大伴扁桃体炎、牙龈炎，腋窝淋巴结肿大伴乳腺炎，耳后淋巴结肿大伴头皮感染，左腹股沟淋巴结肿大伴左下肢丹毒，可诊断为非特异性淋巴结炎。

（2）疼痛：淋巴结肿大伴疼痛，多为急性炎症引起，常有局部红、肿、热等炎症表现；而无痛性淋巴结肿大常见于恶性肿瘤转移、淋巴瘤等。

（3）发热：局部淋巴结肿大伴低热、盗汗、消瘦者，提示为淋巴结结核、恶性淋巴瘤或其他恶性肿瘤等；淋巴结肿大伴周期性发热者，多见于恶性淋巴瘤；全身性淋巴结肿大伴发热者见于传染性单核细胞增多症、白血病、淋巴瘤等，偶可见于系统性红斑狼疮。

（4）皮疹：淋巴结肿大伴皮疹者多见于某些传染病或变态反应性疾病，亦需警惕淋巴瘤。

三、治疗

1. 淋巴结炎　治疗原发感染灶，建议先使用青霉素或链霉素等广谱抗生素，有条件可依据药敏结果用药，同时治疗原发疾病。

2. 淋巴结结核　早期、规律、全程、适量、联合使用抗结核药物，经药物治疗效果不佳或窦道形成、反复发作者，可行相应区域的淋巴结清扫术。

3. 恶性肿瘤淋巴结转移　寻找原发病灶，根据 TNM 分期，选择化学治疗、放射治疗、手术、免疫治疗等治疗方式。

4. 传染性单核细胞增多症　对症治疗为主，多数可自愈，必要时给予抗病毒治疗，如阿昔洛韦、更昔洛韦等，如出现脾破裂等并发症时，需进行外科手术治疗。

5. 艾滋病　目前全世界仍缺乏根治人类免疫缺陷病毒（HIV）感染的有效药物，现有治疗方案主要包括对症支持治疗、高效抗反转录病毒治疗、恢复或改善免疫功能的治疗、恶性肿瘤的治疗。

6. 布鲁氏菌病 成人和 8 岁以上儿童建议使用多西环素联合利福平进行治疗,至少连用 6 周;8 岁以下儿童建议利福平+复方磺胺甲噁唑方案或利福平+氨基糖苷类药物方案。

7. 梅毒 青霉素类是治疗各期梅毒的首选药物,常用药物有苄星青霉素、普鲁卡因青霉素、青霉素 G。

8. 丝虫病 治疗药物主要是乙胺嗪,乙胺嗪对两种丝虫均有杀灭作用,对马来丝虫的疗效优于班氏丝虫,对微丝蚴的作用优于成虫。使用阿苯达唑,0.4g,每日 2 次,可杀死成虫,但对微丝蚴无直接作用。呋喃嘧酮对微丝蚴与成虫均有杀灭作用,对两种丝虫均有良好效果,对班氏丝虫病的疗效优于乙胺嗪。

9. 淋巴瘤 淋巴瘤具有高度异质性,治疗效果差别很大。治疗方法主要包括放射治疗、化学治疗、骨髓移植、靶向治疗。

10. 急性白血病 化学治疗是目前主要治疗方法,进行造血干细胞移植可以使患者重新获得正常的造血功能和免疫功能。

11. 系统性红斑狼疮 以药物治疗为主,常用药物是非甾体抗炎药。

四、转诊指征

1. 具有传染性或病因未明者。
2. 确诊或疑有严重器质性疾病者。
3. 生命体征不稳定患者。
4. 合并严重心、肝、肺、肾、脑等脏器功能障碍者。

【思考题】

1. 什么是淋巴结肿大?
2. 淋巴结肿大的常见病因有哪些?

(赵稳稳)

第十节 水 肿

水肿(edema)是指人体组织间隙有过多的液体积聚导致的组织肿胀,分为全身性与局限性。全身性水肿是指液体在体内组织间隙呈弥漫性分布(常为凹陷性水肿);局限性水肿为液体积聚在局部组织间隙,发生于体腔内称为积液,如胸腔积液、腹水、心包积液。

一、病因

（一）全身性水肿

1. 心源性水肿（cardiac edema）　主要是右心衰竭,发病机制为有效循环血量减少,肾血流量减少,而继发醛固酮增多,引起水钠潴留以及静脉淤血,毛细血管内静水压增高,组织液回吸收减少。

2. 肾性水肿（renal edema）　可见于各型肾炎和肾病。发生机制主要是各种因素引起的肾排泄钠、水减少,水钠潴留,细胞外液增多,引起水肿。水钠潴留是肾性水肿的基本机制。引起肾性水肿的主要因素有:①肾小球滤过功能降低;②肾小管对水钠重吸收增加;③血浆胶体渗透压降低（蛋白尿所致）。

3. 肝源性水肿（hepatic edema）　最常见的原因是肝硬化,水肿与腹水形成的主要机制是门静脉高压症、低蛋白血症、肝淋巴液回流障碍、继发醛固酮增多等。

4. 内分泌代谢疾病所致水肿

（1）甲状腺功能减退:由于组织间隙亲水物质增加而引起的一种特殊类型水肿,称为黏液性水肿。

（2）甲状腺功能亢进:部分患者可出现凹陷性水肿及局限性黏液性水肿,其原因可能与蛋白质分解加速而致低蛋白血症及组织间隙糖胺聚糖（曾称黏多糖）、黏蛋白等胶体物质沉积有关。

（3）原发性醛固酮增多症:可出现下肢及面部轻度水肿,其主要原因为醛固酮及脱氧皮质酮分泌过多,引起水钠潴留。

（4）库欣综合征:出现面部及下肢轻度水肿,其原因是肾上腺皮质激素分泌过多,引起水钠潴留。

（5）腺垂体功能减退症:多出现面部黏液性水肿,伴上肢水肿。

（6）糖尿病:部分患者在发生心肾并发症前即可出现水肿。

5. 营养不良性水肿（nutritional edema）　慢性消耗性疾病长期营养缺乏、蛋白丢失性肠病、重度烧伤等可导致低蛋白血症或维生素 B 缺乏症,产生水肿。

6. 妊娠性水肿　妊娠后期可能会出现不同程度的水肿,多数为生理性水肿,待分娩后水肿可自行消退,部分妊娠妇女的水肿为病理性的。妊娠性水肿主要原因为水钠潴留。

（二）局限性水肿

1. 炎症性水肿　炎症性水肿是临床最常见的局限性水肿。

2. 静脉阻塞性水肿　此型水肿常发生于肿瘤压迫或肿瘤转移、静脉血栓形成、血栓性静脉炎等情况。水肿的程度及后果视其发生的部位和持续时间不同而异。临床上较常见的静脉阻塞性水肿有上腔静脉阻塞综合征、下腔静脉阻塞综合征、肢体静脉血栓形成及血栓性静脉炎、慢性静脉功能不全。

3. 淋巴性水肿　淋巴性水肿为淋巴回流受阻所致的水肿,根据病因不同可分为原发性和继发性两大类。原发性淋巴性水肿原因不明,继发性淋巴性水肿多为肿瘤、手术、感染等造成淋巴管受压或阻塞而引起。感染的病因可以是细菌也可以是寄生虫。在细菌中最常见的是由溶血性链球菌引起的反复发作的淋巴管炎和蜂窝织炎。

4. 变态反应性水肿　实际上是过敏反应,是抗原抗体反应的一种表现形式,主要是通过肥大细胞释放组胺,激活激肽释放酶-激肽系统释放激肽、促进前列腺素的合成和释放等机制,引起动脉充血和微血管壁通透性增高,导致水肿形成。

5. 血管神经性水肿　目前认为可有两种类型。一种为散发型,患者常有过敏史,可由感情冲动或精神刺激诱发。另一种为家族型,为常染色体显性遗传,局部组织水肿的病理改变及其表现与散发型相似,但与过敏无关,主要与补体、C1 酯酶方面的缺陷有关。

二、诊断及鉴别诊断

水肿可由多种疾病导致,对于水肿患者的诊断需要结合水肿特点、体格检查和辅助检查结果全面分析,进行鉴别诊断。

（一）　全身性水肿

1. 心源性水肿　指原发的疾病为心脏病,由于心脏功能障碍而引起的水肿。轻度的心源性水肿可仅表现为踝部有些水肿,而重度病例不仅双下肢有水肿,上肢、胸部、背部、面部均可发生,甚至可出现腹水、胸腔积液及心包积液。心源性水肿患者常被迫采取坐位或半坐位的体位。

2. 肾性水肿　肾性水肿初期时,低垂部位的水肿往往不如眼睑部或面部显著。患者常于晨起时眼睑或面部水肿,后来才发展至全身。与心源性水肿不同,它没有明显的血循环动力学障碍,无体循环静脉淤血,外周毛细血管内的流体静压无明显增高,患者一般能平卧,无明显的下垂部位和体位的影响,因而水肿时,机体内潴留的过多的体液,首先分布在皮下组织疏松和皮肤松软的部位。

3. 肝源性水肿　肝源性水肿往往以腹水为主要表现,而双下肢、足、踝等部位表现不明显。肝源性腹水最常见的原因是肝硬化,肝源性水肿的诊断一般不难,患者多有慢性肝炎的病史,肝、脾大,质硬,腹壁有侧支循环,食管静脉曲张,有些患者皮肤可见蜘蛛痣。实验室检查可见肝功能明显受损,血浆白蛋白降低。

4. 营养不良性水肿　亦称营养性水肿,是由于营养物质缺乏所引起。水肿发生较慢,其分布一般是从组织疏松处开始,然后扩展到全身皮下。当水肿发展到一定程度之后,低垂部位(如双下肢)水肿表现明显。营养不良性水肿的程度与低蛋白血症没有一致的关系,其机制尚待进一步探讨。

5. 妊娠性水肿　妊娠性水肿一般可分为生理性和病理性两大类。在妊娠晚期,孕妇常出现双下肢轻度水肿,休息后减轻,多属生理性;休息后不消退,且日趋严重者,应考虑病理性。妊娠高血压综合征的患者具有临床三大特征,即高血压、蛋白尿和水肿。判断有无妊娠性水肿,目前公认的标准是:1周之内体重增加超过0.5kg,2周超过1kg或1个月超过2kg,均为体重的异常增加。如无其他原因,可考虑妊娠性水肿。

6. 甲状腺功能异常　均为黏液性水肿。甲状腺功能减退时,水、钠和黏蛋白的复合体在组织间隙中积聚,患者常表现为颜面和手足水肿,皮肤粗厚,呈苍白色。甲状腺功能亢进患者可出现眼睑和眼窝周围组织肿胀,眼裂增宽,且眼球突出,结膜可有水肿,胫前区局部皮肤增厚,称胫前区黏液性水肿。

7. 其他原因所致的全身性水肿　日常生活中也可见到一些水肿不属于上述范畴。如在高温环境下一些人会发生轻度水肿,肥胖者容易有水肿;还有所谓"旅行者水肿",为缺乏锻炼的人经长途跋涉后双下肢出现的水肿,但经过锻炼后水肿的现象可以消失。

（二）　局限性水肿

局限性水肿常常由于身体局部的炎症、静脉或淋巴回流障碍、药物或食物过敏等因素引起,通过询问病史,包括既往史、用药史、过敏史等,结合体格检查及相关的辅助检查可明确诊断。

（三）　水肿诊断流程

水肿诊断流程见图8-10-1。

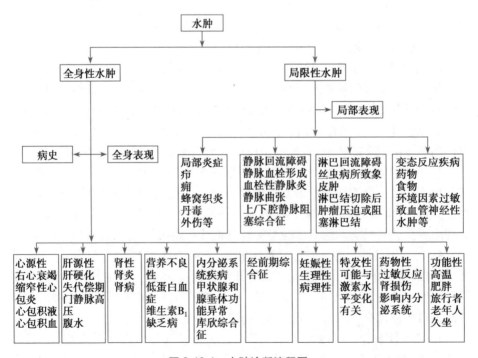

图 8-10-1　水肿诊断流程图

三、治疗

1. 心源性水肿　控制心脏原发疾病,注意生活方式、体重的管理,减少钠盐摄入。如果心力衰竭发作,可通过强心药、利尿药等药物治疗。

2. 肾性水肿　针对肾病病因的治疗,避免和消除影响肾功能的危险因素,选用合适的抗高血压药来控制血压,如使用血管紧张素转化酶抑制剂等。限制蛋白饮食,纠正酸中毒和水电解质的紊乱,必要时可采用透析等肾脏替代治疗。

3. 肝源性水肿　注意休息,避免重体力活动,禁酒,进食易消化的食物,低盐饮食。消化内科治疗肝脏原发疾病,如进行抗乙型肝炎病毒(HBV)、丙型肝炎病毒(HCV)治疗,保护肝细胞等。

4. 甲状腺功能减退和甲状腺功能亢进　甲状腺功能减退者应补充甲状腺素治疗;甲状腺功能亢进者应使用抗甲状腺药物治疗,必要时可选择手术或同位素治疗。

5. 原发性醛固酮增多症　醛固酮腺瘤确诊后,于泌尿外科手术切除根治;对于特发性增生,手术效果差者应于内分泌科就诊,并使用螺内酯等药物治疗。

6. 库欣综合征　针对引起库欣综合征的不同病因,可采用相应的治疗方法。如垂体微腺瘤、肾上腺腺瘤等均应早期手术治疗,还可使用阻滞肾上腺皮质激素合成的药物。

7. 营养不良性水肿　治疗原发疾病,如慢性消化系统疾病、结核等消耗性疾病,加强营养支持,促进消化并且改善代谢功能。

四、转诊指征

1. 病因未明者。
2. 肾功能进行性恶化。
3. 心力衰竭治疗后水肿不缓解或加重者。
4. 肝硬化水肿出现肝性脑病者。
5. 水肿合并严重心、肝、肺、肾、脑等脏器功能障碍者。

【思考题】

1. 什么是水肿? 简述心源性水肿和肾性水肿的鉴别要点。
2. 水肿的常见病因有哪些?

(赵稳稳)

第十一节　失　　眠

失眠(insomnia)是指在具备合适的睡眠机会和睡眠环境下,患者对睡眠时间和/或质量不满足,且影响日间社会功能的一种主观体验。

一、病因

1. 原发性失眠　指无明显原因引起的失眠,如生理状态下,月经前后偶尔发生失眠。

2. 继发性失眠　为躯体疾病、疼痛、心理障碍、居住环境及药物或物质依赖等原因造成的失眠。

二、诊断及鉴别诊断

失眠主要症状为入睡困难(入睡潜伏期超过 30 分钟)、睡眠维持障碍(整夜觉醒次数≥2 次)、睡眠质量下降、早醒和总睡眠时间减少(通常少于 6.5 小时),并伴有日间功能障碍。失眠引起的日间功能障碍主要包括疲劳感、情绪低落或易激惹、躯体不适、认知障碍等。失眠根据病程可分为短期失眠(病程<3 个月)和慢性失眠(病程≥3 个月)。若患者失眠症状反复出现,应按照每次出现失眠持续的时间来判定是否属于慢性失眠。

三、治疗

失眠的干预措施主要包括药物治疗和非药物治疗。对短期失眠患者宜早期应用药物治疗。对于慢性失眠患者,在应用药物治疗的同时应当辅助以心理行为治疗,已经长期服用镇静催眠药的失眠患者亦是如此。针对失眠的有效心理行为治疗方法主要是失眠认知行为治疗(CBTI)。

1. 失眠的药物治疗　目前临床治疗失眠的药物主要包括苯二氮䓬类受体激动剂(BZRA)、褪黑素受体激动剂和具有催眠效果的抗抑郁药。

2. 物理疗法　重复经颅磁刺激是目前一种新型的失眠治疗非药物方案,经颅磁刺激是一种在人头颅特定部位给予磁刺激的新技术,指在某一特定皮质部位给予重复刺激的过程,适用于妇女哺乳期间的失眠治疗,特别是产后抑郁所导致的失眠。

3. 失眠的心理行为治疗　心理行为治疗的本质是改变患者的信念系统,发挥其自我效能,进而改善失眠症状。心理行为治疗对于成人原发性失眠和继发性失眠具有良好效果,通常包括睡眠卫生教育、刺激控制疗法、睡眠限制疗法、认知疗法和松弛疗法。这些方法或独立或组合,用于成人原发性或继发性失眠的治疗。

四、转诊指征

1. 病情复杂,诊断困难者。
2. 严重失眠伴有严重器质性疾病者。
3. 有精神疾病或自杀倾向患者。
4. 失眠治疗效果不佳者。

【思考题】

1. 什么是失眠?
2. 简述失眠的转诊指征。

(赵稳稳)

第十二节 消 瘦

消瘦(emaciation)是指人体因疾病或某些因素而致体重下降,低于标准体重的 10% 以上时,称为消瘦。国际上应用体重指数(BMI)来判定消瘦,当 BMI $<18.5kg/m^2$ 时为消瘦。

一、病因

（一） 摄入不足

1. 吞咽困难 ①口咽疾病,如溃疡性口炎或咽喉炎、舌癌、咽肿瘤等;②食管、贲门疾病,如食管炎、食管溃疡、食管肿瘤、贲门肿瘤等;③甲状腺等肿大压迫食管;④神经肌肉疾病,如迷走神经麻痹、重症肌无力、多发性肌炎、皮肌炎等;⑤全身性疾病,如破伤风、狂犬病、肉毒中毒、酒精中毒、缺铁性吞咽困难综合征等;⑥精神因素,如癔症等。

2. 进食减少 ①神经精神疾病,如神经性厌食症、抑郁症、反应性精神病等;②消化系统疾病,如慢性胃炎、胆囊炎、胰腺炎、肝硬化及糖尿病引起的胃轻瘫等;③呼吸系统疾病,如哮喘、慢性阻塞性肺疾病、呼吸衰竭;④循环系统疾病,如心肌病、心包积液、心力衰竭;⑤肾脏疾病,如急性肾功能衰竭、慢性肾功能衰竭;⑥慢性感染性疾病,如结核、感染性心内膜炎、人类免疫缺陷病毒感染、寄生虫感染等;⑦减肥。

（二） 消化、吸收障碍

1. 胃源性 萎缩性胃炎、重症溃疡、胃切除术后、胃泌素瘤、皮革样胃等。
2. 肠源性 各种肠道炎症、肿瘤、先天性乳糖酶缺乏、短肠综合征等。
3. 肝源性 肝炎、肝硬化、肝癌等。

4. 胰源性 胰腺炎、胰腺癌、胰腺大部切除术后等。

5. 胆源性 胆囊炎、胆囊结石、胆囊癌、胆囊切除术后、胆管炎等。

（三）消耗增加

1. 内分泌代谢性疾病 甲状腺功能亢进、1 型糖尿病（又称胰岛素依赖型糖尿病）等。

2. 慢性消耗性疾病 结核病、肿瘤、慢性感染等。

3. 大面积烧伤 大量血浆从创面渗出，发生负氮平衡。

4. 高热 机体代谢率增加。

5. 减肥 加大运动量。

（四）体质性消瘦

少部分人生来即消瘦，无任何疾病征象，可有家族史。

二、诊断及鉴别诊断

（一）非病理性消瘦

主要包括体质性消瘦，常有家族史。

（二）病理性消瘦

1. 外源性消瘦 指受饮食、生活习惯等因素影响所致的消瘦，如水土不服导致食欲下降、腹泻等。

2. 继发性消瘦 与器质性病变或精神类疾病有关。器质性病变可引起摄入/同化减少或者消耗增加，精神类疾病可能引起摄入减少。病理性消瘦需要积极寻找和治疗原发病。

三、治疗

（一）非病理性消瘦

非病理性消瘦如体质性消瘦者，主要对其进行健康宣教，帮助其理解出现消瘦可能的原因，在保证正常生活所需能量摄入的基础上予以个性化的营养调整，如均衡摄入谷薯类、蔬菜水果类、肉、禽、鱼、乳、蛋、豆类、油脂类四大类食品，适当补充微量营养素如维生素、钙、铁等。生活上应注意减少熬夜，改善睡眠，放松心情，减轻压力，保持规律的身体锻炼等。

（二）病理性消瘦

1. 外源性消瘦 受饮食、生活习惯等因素影响，一般经过休息、恢复正常饮食等调整后体重可改善。

2. 继发性消瘦 需要积极寻找病因，可按评估方法及常见继发性消瘦疾病分类寻找患者的原发疾病。根据原发病进行相应治疗，例如：甲状腺功能亢进患者可以服用抗甲状腺药、进行[131]I 放射治疗或接受手术治疗等；糖尿病患者可以服用降血糖药或者使用胰岛素等调节血糖；感染性疾病患者需要积极进行抗感染治疗等。

在治疗原发病的同时也需要予以科学合理的营养支持。营养支持主要包括:①口服营养补充(oral nutritional supplement,ONS),又称口服营养支持,是指应用膳食补充剂(又称营养素补充剂)进行口服补充,是饮食的一种辅助手段;②肠内营养(enteral nutrition,EN),是指经消化道管饲较全面的营养素;③肠外营养(parenteral nutrition,PN),是指静脉输注氨基酸、脂肪和糖三大营养素,维生素及矿物质。

四、转诊指征

1. 严重消瘦且病因未明者。
2. 确诊或疑有严重器质性疾病者。
3. 营养状况差,需要特殊对症支持治疗者。
4. 严重精神心理疾病,自杀风险较高者,应及时将其转入精神科进行专科治疗。
5. 短期内体重迅速下降的急危重症患者,如严重感染、恶性肿瘤等。

【思考题】

1. 什么是消瘦? 简述消瘦和营养不良的区别和联系。
2. 消瘦的常见病因有哪些?

(赵稳稳)

第十三节 乏 力

乏力(weakness)是临床上最常见的主诉症状之一,属于非特异性疲惫感觉,表现为自觉疲惫感、肢体软弱无力。生理性乏力在进食或休息后可缓解,而病理性乏力则不能恢复正常。有文献将乏力又称为"疲劳(fatigue/tiredness)"。病程在 3 个月内的为亚急性乏力,6 个月以上的为慢性乏力。

一、病因

1. 生理性乏力 如过度的脑力劳动或体力劳动等,超极限劳动会产生身体乏力的症状,一般通过适当休息可以缓解。
2. 情绪性疾病 如焦虑症、抑郁症、丧亲之痛、情绪障碍症、躯体形式障碍等。焦虑症患者常对一些事件或活动过度焦虑和担忧,难以控制,除易疲劳、乏力外,还可伴有易激惹、肌紧张、睡眠障碍、坐立不安等症状。
3. 全身性疾病 比如严重贫血、心血管疾病、肝功能损害、肾功能损害、糖尿病、甲状腺疾病、肌肉病、恶性肿瘤早期表现等。全身性疾病早期表现不典型，为避免误诊和漏诊，应及时进行必要检查，找到确切病因后积极治疗。

二、诊断及鉴别诊断

乏力是很多疾病的症状，病因不易明确，要结合患者临床表现、既往病史、体格检查、化验及检查结果综合判断。急性乏力多与急性疾病或心理压力相关，并注意排除中毒因素；亚急性乏力可见于多种系统的疾病；慢性乏力需考虑慢性疲劳综合征的可能。系统规范的体格检查可提供病因线索；神经系统体格检查可以证实患者是否真正有乏力，以及分布范围。所有乏力的患者均应常规进行相关的辅助检查，如血常规可评估有无贫血和感染，血生化可排除电解质紊乱、低血糖、肝肾功能异常等，心电图可提示心肌缺血、心律失常等；此外，还有内分泌、肌电图、肺功能、胸部 X 线检查等，可排除相关系统疾病。

乏力的诊断流程见图 8-13-1。

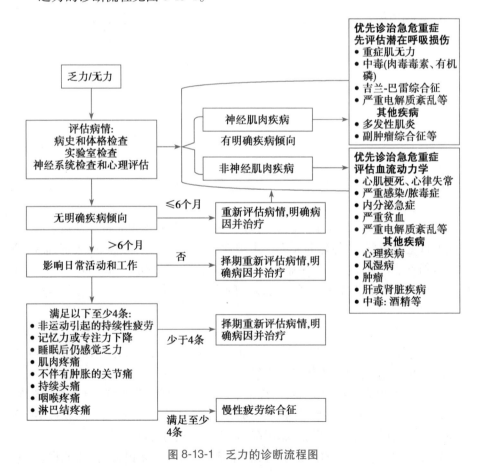

图 8-13-1　乏力的诊断流程图

156

三、治疗

1. 过度乏力者充分休息,减少劳动量,无须药物治疗。
2. 贫血者补充营养,补足血容量,纠正贫血情况。
3. 颈椎病、肝肾疾病、肿瘤等,积极治疗原发病,改善乏力症状。
4. 抑郁症等所致乏力,积极寻求心理治疗。

四、转诊指征

1. 治疗后乏力不缓解或加重者。
2. 病因未明者。
3. 怀疑肿瘤者。
4. 有精神疾病或自杀倾向患者。
5. 合并严重心、肝、肺、肾、脑等脏器功能障碍者。
6. 神经肌肉疾病者。
7. 严重内分泌疾病者。

【思考题】

1. 什么是乏力?
2. 乏力的病因有哪些?

(赵稳稳)

第九章　常见慢性病的全科医学处理

第一节　高　血　压

高血压(hypertension)是指以体循环动脉血压(收缩压和/或舒张压)增高为主要特征,可伴有心、脑、肾等器官的功能或器质性损害的临床综合征,分为原发性高血压(essential hypertension)(又称高血压病)和继发性高血压(secondary hypertension)。

一、概述

1. **概念**　高血压定义为在未使用抗高血压药的情况下,非同日 3 次测量诊室血压,收缩压(SBP)≥140mmHg 和/或舒张压(DBP)≥90mmHg(1mmHg = 0.133kPa)。患者既往有高血压病史,目前正在使用抗高血压药,血压虽然低于140/90mmHg,仍应诊断为高血压。目前,我国采用的血压分类和标准见表 9-1-1。

表 9-1-1　血压水平分类和标准

单位:mmHg

分类	收缩压		舒张压
正常血压	<120	和	<80
正常高值	120~139	和/或	80~89
高血压	≥140	和/或	≥90
1 级(轻度)	140~159	和/或	90~99
2 级(中度)	160~179	和/或	100~109
3 级(重度)	≥180	和/或	≥110
单纯收缩期高血压	≥140	和	<90

2. **病因**　原发性高血压的病因为多因素,主要包括遗传因素、饮食、体重、精神应激及其他危险因素(吸烟、年龄、缺乏体力活动、大气污染、药物等)。

二、临床表现

1. **症状**　大多数起病缓慢,缺乏特殊临床表现,导致诊断延迟,仅在测量血压时或发生心、脑、肾等并发症时才被发现。常见症状有头晕、头痛、颈项强直、疲劳、心悸等,也可出现视物模糊、鼻出血等较重症状,典型的高血压头痛在血压下降后即可消失。

2. 体征 高血压体征一般较少。初诊高血压的患者应该测双侧上肢的血压。周围血管搏动、血管杂音、心脏杂音等是重点检查的项目。心脏听诊可有主动脉瓣第二音亢进、收缩期杂音或收缩早期喀喇音,同时也要注意颈部、背部两侧肋脊角、上腹部脐两侧、腰部肋脊处的血管杂音。有些体征常提示继发性高血压可能。

三、诊断与鉴别诊断

(一) 诊断性评估

诊断性评估的内容包括以下三方面:①确立高血压诊断,确定血压水平分级;②判断高血压的原因,区分原发性或继发性高血压;③寻找其他心脑血管危险因素、靶器官损害以及相关临床情况。

高血压诊断主要根据诊室测量的血压值,采用经核准的水银或电子血压计,测量安静休息坐位时上臂肱动脉部位血压,非同日测量三次血压值收缩压均≥140mmHg 和/或舒张压均≥90mmHg 可诊断高血压。

(二) 按心血管风险分层

高血压患者的诊断和治疗不能只根据血压水平,还必须对患者进行心血管综合风险的评估并分层(表 9-1-2 和表 9-1-3),有利于确定启动降压治疗的时机,优化降压治疗方案,确立更合适的血压控制目标,进行患者的综合管理。

表 9-1-2 血压升高患者心血管风险水平分层

其他心血管危险因素和疾病史	血压/mmHg			
	SBP 130~139 和/或 DBP 85~89	SBP 140~159 和/或 DBP 90~99	SBP 160~179 和/或 DBP 100~109	SBP≥180 和/或 DBP ≥110
无		低危	中危	高危
1~2 个其他危险因素	低危	中危	中/高危	很高危
≥3 个其他危险因素,靶器官损害,或 CKD 3 期,无并发症的糖尿病	中/高危	高危	高危	很高危
临床并发症,或 CKD≥4 期,有并发症的糖尿病	高危/很高危	很高危	很高危	很高危

注:CKD,慢性肾脏病;SBP,收缩压;DBP,舒张压。

(三) 鉴别诊断

原发性高血压初诊时应与继发性高血压鉴别,常见有肾脏病、肾动脉狭窄、原发性醛固酮增多症、嗜铬细胞瘤引起的高血压等。

表 9-1-3 影响高血压患者心血管病预后的重要因素

心血管危险因素	靶器官损害	伴发临床疾病
• 高血压(1~3级) • 男性>55岁;女性>65岁 • 吸烟或被动吸烟 • 糖耐量减低(2小时血糖7.8~11.0mmol/L)和/或空腹血糖异常(6.1~6.9mmol/L) • 血脂异常 TC ≥ 5.2mmol/L(200mg/dl)或 LDL-C ≥ 3.4mmol/L(130mg/dl)或 HDL-C<1.0mmol/L(40mg/dl) • 早发心血管疾病家族史(一级亲属,发病年龄<50岁) • 向心性肥胖(腰围:男性≥90cm,女性≥85cm)或肥胖(BMI≥28kg/m²) • 高同型半胱氨酸血症(≥15μmol/L)	• 左心室肥厚 心电图:Sokolow-Lyon 电压>3.8mV 或Cornell 乘积>244mV·ms 超声心动图 LVMI: 男≥115g/m²,女≥95g/m² • 颈动脉超声 IMT≥0.9mm或动脉粥样硬化斑块 • 颈-股动脉脉搏波传导速度≥12m/s(*选择使用) • 踝臂指数(ABI)<0.9(*选择使用) • 估算的肾小球滤过率降低[eGFR 30~59mL/(min·1.73m²)]或血清肌酐轻度升高: 男性115~133μmol/L(1.3~1.5mg/dl) 女性107~124μmol/L(1.2~1.4mg/dl)或 微量白蛋白尿:30~300mg/24h 或白蛋白/肌酐≥30mg/g(3.5mg/mmol)	• 脑血管病 脑出血 缺血性脑卒中 短暂性脑缺血发作 • 心脏疾病 心肌梗死史 心绞痛 冠状动脉血运重建 慢性心力衰竭 心房颤动 • 肾脏疾病 糖尿病肾病 肾功能受损,包括: eGFR<30mL/(min·1.73m²) 血肌酐升高: 男性≥133μmol/L(1.5mg/dl) 女性≥124μmol/L(1.4mg/dl) 蛋白尿(≥300mg/24h) • 外周血管疾病 • 视网膜病变 出血或渗出 视神经乳头水肿 • 糖尿病 新诊断:空腹血糖≥7.0mmol/L(126mg/dl) 餐后血糖≥11.1mmol/L(200mg/dl) 已治疗但未控制:糖化血红蛋白(HbA1c)≥6.5%

注:TC,总胆固醇;LDL-C,低密度脂蛋白胆固醇;HDL-C,高密度脂蛋白胆固醇;LVMI,左心室质量指数;IMT,颈动脉内膜中层厚度;BMI,体重指数。

四、治疗与转诊

(一) 治疗

高血压治疗的主要原则是达标、平稳和综合管理。目前一般主张血压控制目标值应<140/90mmHg。糖尿病、慢性肾脏病、心力衰竭或病情稳定的冠心病合并高血压患者,血压控制目标值<130/80mmHg。对于老年收缩期高血压患者,收缩压控制在150mmHg以下,如果能够耐受可降至140mmHg以下。

1. 治疗性生活方式干预　控制体重,减少钠盐摄入,补充钾盐,合理膳食,戒烟限酒,增加运动,减轻精神压力,保持心态平衡等。

2. 抗高血压药治疗

(1) 抗高血压药治疗原则:小剂量开始,优先选择长效制剂,联合用药,个体化治疗,药物经济学。

(2) 抗高血压药种类:目前常用抗高血压药可归纳为五大类,即利尿药、β受体阻滞剂、钙通道阻滞剂(CCB)、血管紧张素转化酶抑制剂(ACEI)和血管紧张素Ⅱ受体阻滞剂(ARB),除此之外还有由上述药物组成的固定配比复方制剂。此外,α受体阻滞剂或其他种类抗高血压药有时亦可应用于某些高血压人群。

(3) 降压治疗方案:药物治疗流程见图9-1-1。

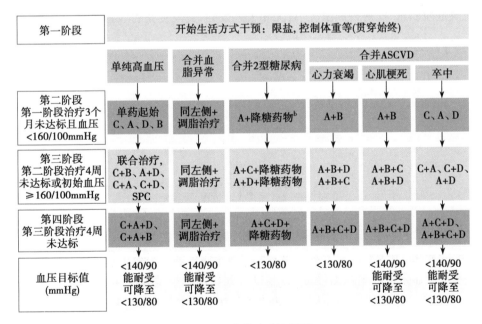

图 9-1-1　药物治疗流程图

A.血管紧张素转化酶抑制剂(ACEI)、血管紧张素Ⅱ受体阻滞剂(ARB)或血管紧张素受体脑啡肽酶抑制剂(ARNI);B.β受体阻滞剂;C.二氢吡啶类钙通道阻滞剂;D.噻嗪类利尿剂;ASCVD.动脉粥样硬化性心血管疾病;SPC.单片复方制剂;1mmHg=0.133kPa。

（二）转诊指征

1. 合并严重的临床情况或靶器官损害，需要进一步评估治疗。

2. 多次测量血压水平达 3 级，需要进一步评估治疗。

3. 怀疑继发性高血压患者。

4. 妊娠和哺乳期妇女。

5. 高血压急症及亚急症，因诊断需要到上级医院进一步检查。

6. 采用 2 种以上抗高血压药规律治疗，血压仍不达标者。

五、基层管理

1. 健康教育 对所有患者及家属进行有针对性的健康教育，并贯穿管理始终，内容包括对疾病的认识，饮食、运动指导，心理支持，指导患者掌握测量技术和规范操作，血压自我监测等。

2. 高血压的筛查与登记 成人全科门诊首次就诊的患者和就诊的高血压患者应一律测量血压。新发现的高血压患者应登记并建立健康档案。

3. 随访 对原发性高血压患者，按照《国家基本公共卫生服务规范（第三版）》要求，每年至少要提供 4 次面对面随访。随访内容包括患者存在的健康问题及危险因素、疾病控制情况、有无相关并发症、并发症是否改善等。

【思考题】

1. 抗高血压药治疗原则是什么？

2. 高血压的转诊指征是什么？

（国丽茹）

第二节　糖　尿　病

我国 2 型糖尿病的患病率为 10.4%，男性和女性患病率分别为 11.1% 和 9.6%，男性高于女性。肥胖和超重人群的糖尿病患病率显著增加。空腹血糖（以空腹静脉血浆葡萄糖检测最可靠）和口服葡萄糖耐量试验（oral glucose tolerance test, OGTT）负荷后 2 小时血糖是诊断 2 型糖尿病的主要指标。其治疗是以生活方式干预结合控制体重、降血糖、降血压、调脂、抗血小板治疗等多方面的综合管理。

一、概述

1. 概念 糖尿病（diabetes mellitus, DM）是一组由胰岛素分泌缺陷和/或其生物学作用障碍引起的、以高血糖为特征的代谢性疾病。本病多见于中老年,患病率随年龄而增长,自 45 岁后明显上升,至 60 岁达高峰。体重超重者(BMI ≥24kg/m²)的患病率是体重正常者的 3 倍。

糖尿病的基本病理为绝对或相对胰岛素分泌不足和胰高血糖素活性增高所引起的代谢紊乱,包括糖、蛋白质、脂肪、水及电解质等,导致各种急慢性并发症;其特征为慢性长期高血糖、糖尿、糖耐量减低及胰岛素释放试验异常。

2. 分类　根据 WHO(1999 年)的糖尿病病因学分型体系,将糖尿病分为 1 型糖尿病、2 型糖尿病、特殊类型糖尿病和妊娠糖尿病(GDM),其中 2 型糖尿病占糖尿病的 85% ~ 90%。

二、临床表现

(一)　无症状期

临床上,糖尿病早期可无症状,约 90% 是中年以上 2 型糖尿病患者,常于体检时发现尿糖或空腹血糖阴性(或稍高),餐后 2 小时血糖高于正常。1 型糖尿病患者有时因生长迟缓、体力虚弱、消瘦或有酮症等症状时被发现。

(二)　症状期

此期患者常有轻重不等的症状。

1. 多尿、烦渴、多饮　由于糖尿,尿渗透压升高而肾小管重吸收水减少,导致尿量增多。尿频次和尿量增加,每日可达 2 ~ 3L 以上。多尿失水,患者烦渴,喝水量增加及次数增加。

2. 善饥多食　由于糖分未能充分利用,高血糖刺激胰岛素分泌,食欲常亢进,易有饥饿感。多尿、多饮和多食是临床上常称的"三多症"。

3. 乏力无力、体重降低　代谢异常,能量利用减少,负氮平衡,水和电解质丢失,患者感到疲乏无力。幼年 1 型和重症 2 型患者体重明显下降,中年以上 2 型糖尿病患者常因多食而肥胖。

4. 皮肤瘙痒　失水皮肤干燥,糖尿病神经病变可发生全身皮肤瘙痒,女性由于尿糖局部刺激及并发真菌性阴道炎,导致会阴部皮肤瘙痒。

5. 其他症状　自主神经功能紊乱导致功能性腹泻,每日 2 ~ 3 次至 5 ~ 6 次不等;出汗异常及直立性低血压等。

(三)　并发症及合并症

糖尿病久病者常伴发心脑血管、眼和神经等病变,严重病例或应激时可发生糖尿病酮症酸中毒、糖尿病非酮症高渗性昏迷、乳酸性酸中毒而危及生命;低血糖也是糖尿病很常见的临床表现;糖尿病患者血糖控制不佳,容易并发化脓性感染、尿路感染、肺结核等感染。

三、诊断与鉴别诊断

（一）糖尿病诊断

1999 年世界卫生组织（WHO）将高血糖状态进行分类。空腹血糖（FBG）≥6.1mmol/L 但<7.0mmol/L，OGTT 中 2 小时静脉血浆葡萄糖（2 小时血糖）<7.8mmol/L，称为空腹血糖受损（IFG）；空腹血糖<7.0mmol/L，OGTT 中 2 小时静脉血浆葡萄糖（2 小时血糖）≥7.8mmol/L 但<11.1mmol/L，称为糖耐量减低（IGT）。糖尿病诊断标准见表 9-2-1。

表 9-2-1　糖尿病诊断标准

诊断标准	静脉血浆葡萄糖或 HbA1c 水平
典型糖尿病症状	
加上随机血糖	≥11.1mmol/L
或加上空腹血糖	≥7.0mmol/L
或加上 OGTT 2 小时血糖	≥11.1mmol/L
或加上 HbA1c	≥6.5%
无糖尿病典型症状者，须改日复查确认	

注：典型糖尿病症状包括烦渴多饮、多尿、多食、不明原因体重下降；随机血糖指不考虑上次用餐时间，一日中任意时间的血糖，不能用来诊断空腹血糖受损或糖耐量减低，随机血糖≥11.1mmol/L 适用于协助诊断具有典型糖尿病症状的患者；空腹状态指至少 8 小时没有进食；OGTT，口服葡萄糖耐量试验；HbA1c，糖化血红蛋白，推荐在采用标准化检测方法且有严格质量控制的医疗机构检测，可以将 HbA1c≥6.5% 作为糖尿病的补充诊断标准；急性感染、创伤或其他应激情况下可出现暂时性血糖升高，不能以此时的血糖值诊断糖尿病，须在应激消除后复查，再确定糖代谢状态。

（二）鉴别诊断

需与可致血糖升高的疾病鉴别：甲状腺功能亢进（甲亢）导致的血糖升高，肝硬化、慢性丙型肝炎、肝移植术后等所致的血糖升高，应激性因素或药物因素引起的血糖升高等。

四、治疗与转诊

（一）治疗

1. 饮食治疗　饮食治疗是糖尿病的基本治疗，控制每日的摄入总量，均衡饮食，规律定量饮食。

2. 运动疗法　糖尿病患者通过运动可增强组织对胰岛素的敏感性，调节糖代谢，降低血脂，有利于血糖的控制。

3. 口服药物治疗　目前临床上使用的口服降血糖药主要是针对 2 型糖尿病患者，包括促胰岛素分泌剂（磺酰脲类、格列奈类）、非促胰岛素分泌剂（α-糖苷酶抑制剂、双胍类和噻唑烷二酮类）和二肽基肽酶Ⅳ（DPP-4）抑制剂等。临床医生要根据患者的胰岛功能结合实际经济情况,根据药物降糖效应、安全性、副作用、患者的耐受性和依从性等多方面去选择合适的降血糖药,以获得满意的效果。

4. 胰岛素治疗　1型糖尿病患者需要外源性胰岛素控制血糖。2型糖尿病患者,若存在胰岛素抵抗和胰岛素分泌不足,口服药物往往控制不理想,最终大部分患者需要外源性胰岛素控制血糖。应根据胰岛素制剂分类、使用方式,结合患者血糖状况,制订治疗方案,并注意低血糖、变态反应、胰岛素性水肿等并发症的发生。

基层2型糖尿病患者降糖治疗路径见图9-2-1。

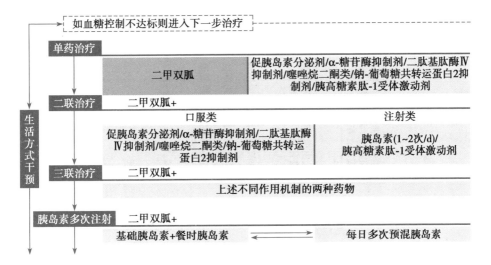

图 9-2-1　基层 2 型糖尿病患者降糖治疗路径

（二）转诊指征

1. 诊断困难和特殊患者　如初次发现血糖异常、妊娠和哺乳期妇女血糖异常者。

2. 治疗困难　反复发生低血糖者、血糖长期治疗不达标、血糖波动较大、出现严重的降血糖药不良反应者。

3. 出现糖尿病急性和慢性并发症　如严重低血糖或高血糖伴或不伴有意识障碍;视网膜病变、肾脏病、神经病变、糖尿病足或周围血管病变等。

五、基层管理

1. 建立档案　初诊糖尿病患者由基层医疗机构建立居民健康档案,定期进行健康体检、年度评估和随访服务,同时进行针对性健康指导。

2. 随访与管理　对 2 型糖尿病患者开展健康管理服务,管理流程见图 9-2-2。

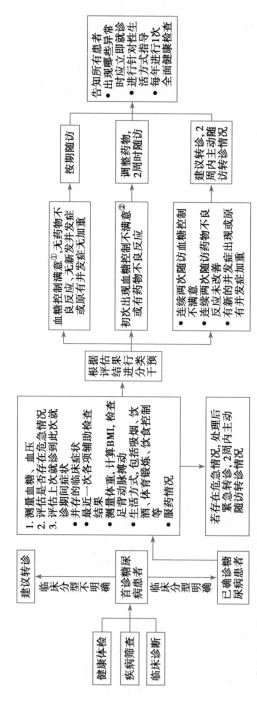

图 9-2-2　糖尿病患者管理流程

①空腹血糖<7.0mmol/L，非空腹血糖<10.0mmol/L，糖化血红蛋白<7.0%；②空腹血糖≥7.0mmol/L，非空腹血糖≥10.0mmol/L，糖化血红蛋白≥7.0%；BMI. 体重指数。

【思考题】

1. 糖尿病的诊断标准有哪些?
2. 糖尿病患者向上一级医疗机构转诊指征有哪些?

（陈　莹）

第三节　脑　卒　中

脑血管病是血管源性病因引起的脑部疾病总称。脑血管病根据发病方式可分为两类:一类是急性脑血管病,即脑卒中(stroke),包括缺血性脑卒中或短暂性脑缺血发作(TIA)和出血性脑卒中;另一类是慢性脑血管病,如动脉粥样硬化、脑供血不足、血管性痴呆等。脑卒中是指突发脑血液循环障碍导致局部神经功能缺失,甚至伴发意识障碍,症状和体征持续时间超过 24 小时,可遗留后遗症。缺血性脑卒中具有高发病率、高患病率、高复发率、高致残率及高死亡率的特点,且近几年在我国有年轻化并愈演愈烈的趋势,因此针对缺血性脑卒中的防治与管理意义重大。

一、概述

缺血性脑卒中又称脑梗死(cerebral infarction),是指各种脑血管病变所致脑部血液供应障碍,导致脑组织缺血、缺氧性坏死,而迅速出现相应神经功能缺损的临床综合征。TOAST 分型根据病因将缺血性脑卒中分为 5 类,分别为大动脉粥样硬化型(large artery atherosclerosis,LAA)、心源性栓塞型(cardio embolism)、小动脉闭塞型(small-artery occlusion)、有其他明确原因型(如凝血障碍性疾病、血管炎、血管畸形、血液成分改变等)、不明原因型(全面检查后不能明确病因)。

短暂性脑缺血发作是由于局部脑或视网膜缺血引起的短暂性神经功能缺损,临床症状一般不超过 1 小时,最长的不超过 24 小时,且无责任病灶的证据。其病理生理过程与缺血性脑卒中基本一致。

二、临床表现

1. 病史　起病突然;常伴有血管疾病危险因素及病因;劳累、腹泻、寒冷、熬夜等是缺血性脑卒中的常见诱因;头晕、头痛等是缺血性脑卒中的常见先兆。

2. 症状　根据神经功能缺损的类别划分,包括高级皮层、运动、感觉等功能障碍症状。

3. **体格检查**　主要针对神经系统的体格检查,可发现与神经功能缺损症状相对应的阳性体征,涉及高级皮层功能、运动功能、感觉功能障碍及反射异常。反射检查的重点:一是检查意识,意识障碍往往反映大脑功能障碍;二是检查双侧瞳孔大小,瞳孔对光反射是否存在、敏感,依此判断是否存在意识障碍、脑疝的可能;三是确认是否有病理征,主要包括 Babinski 征、Chaddock 征。

三、诊断和鉴别诊断

诊断标准:①脑血管疾病高危人群有诱因或先兆下突然起病;②有明确的神经功能缺损的症状和体征,持续不缓解;③头部 CT 或 MRI 检查,有与症状、体征相一致的新的脑梗死责任病灶;④排除出血性脑卒中或卒中样发作的系统性疾病(如低血糖等)、症状性癫痫或脑部疾病(如颅内肿瘤、脑炎等)。

缺血性脑卒中应与出血性脑卒中、卒中样发作的系统性疾病、症状性癫痫或脑部疾病等相鉴别。脑梗死和脑出血的鉴别要点见表 9-3-1。

表 9-3-1　脑梗死和脑出血的鉴别要点

项目	脑梗死	脑出血
发病年龄	>60 岁	≤60 岁
起病状态	安静状态或睡眠中	动态起病(活动中或情绪激动)
起病速度	10 余小时或 1~2 日	10 分钟或数十小时
全脑症状	轻微或无	头痛、恶心、呕吐等高颅压症状
意识障碍	无或较轻	多见且较重
神经体征	多为非均等性偏瘫	多为均等性偏瘫
头颅 CT	低密度灶	高密度灶
脑脊液	无色透明	多为血性

四、治疗与转诊

缺血性脑卒中的治疗原则:监测并维持生命体征,阻止并逆转缺血性脑卒中的病理生理进程,逆转缺血性脑卒中的病理结局,尽早启动二级预防、康复治疗。基础治疗包括吸氧,心电监测,控制血压、血糖,预防脑水肿和营养支持等;专科治疗包括应用静脉溶栓治疗、血管内介入治疗、抗血小板治疗、抗凝治疗、改善脑循环、脑保护治疗等。

全科医生应尽早对于疑似脑卒中的患者启动急救响应,做好现场评估工作和处置,及时转诊至有静脉溶栓或血管内介入治疗的上级医院治疗。

五、基层管理

1. 健康教育　基层全科医生应对辖区缺血性脑卒中患者开展防治与管理相关知识的健康教育,并与患者及家属充分沟通,综合评估后共同选择缺血性脑卒中临床防治方案。

2. 健康评估与维护　基层全科医生应针对缺血性脑卒中发生与复发的风险进行筛查;对未患缺血性脑卒中的居民制订一级预防策略;针对已患缺血性脑卒中者制订二级预防策略,包括改良生活方式、控制危险因素/病因、专科特异性治疗,达到早发现、早诊断、早治疗的目的;另外,对脑卒中患者还要开展三级预防即康复治疗,并建立健康档案,定期随访。

【思考题】

1. 缺血性脑卒中的诊断标准是什么?
2. 缺血性脑卒中在基层如何管理?

（国丽茹）

第四节　冠状动脉粥样硬化性心脏病

冠状动脉粥样硬化性心脏病(coronary atherosclerotic heart disease)是指冠状动脉发生粥样硬化引起管腔狭窄或阻塞,导致心肌缺血缺氧或坏死而引起的心脏病,它和冠状动脉功能性改变即冠状动脉痉挛一起,统称冠状动脉性心脏病,简称冠心病(coronary heart disease,CHD),包括稳定型冠心病(stable coronary artery disease,SCAD)和急性冠脉综合征(acute coronary syndrome,ACS)。急性冠脉综合征是指冠状动脉内不稳定的粥样硬化斑块破裂或糜烂,继发新鲜血栓形成所导致的心脏急性缺血综合征,涵盖了 ST 段抬高心肌梗死、非 ST 段抬高心肌梗死和不稳定型心绞痛。全科医生接触的冠心病问题大多是作为典型生活方式病的 SCAD。

一、概述

稳定型冠心病一般包括 3 种情况,即慢性稳定型劳力性心绞痛、缺血性心肌病和急性冠脉综合征之后稳定的病程阶段。

慢性稳定型劳力性心绞痛是在冠状动脉固定性严重狭窄基础上,由于心肌负荷的增加引起的心肌急剧、短暂的缺血缺氧临床综合征,通常为一过性的胸部不适,其特点为短暂的胸骨后压榨性疼痛或憋闷感(心绞痛),可由运动、情绪波动或其他应激诱发。缺血性心肌病是指由于长期心肌缺血导致心肌局限性或弥漫性纤维化,从而产生心脏收缩和/或舒张功能受损,引起心脏扩大或僵硬、慢性心力衰竭、心律失常等一系列临床表现的临床综合征。急性冠脉综合征(ACS)之后稳定的病程阶段,通常无症状,表现为长期、静止、无典型缺血症状的状态。

二、临床表现

1. 典型心绞痛的症状特征

(1) 部位:心肌缺血引起的胸部不适通常位于胸骨后,也可在心前区、咽部、下颌等部位,范围有手掌或拳头大小,甚至横贯前胸。常放射至左肩、左臂内侧达环指和小指,或至颈、咽或下颌部。

(2) 性质:胸痛常为压迫、发闷、紧缩或胸口沉重感,有时被描述为颈部扼制或胸骨后灼烧感,可伴呼吸困难。

(3) 持续时间:通常持续数分钟至 10 余分钟,大多数情况下 3~5 分钟,很少超过 15 分钟,若症状仅持续数秒或以小时计算,则很可能不是心绞痛。

(4) 诱因:与劳累或情绪激动相关是心绞痛的重要特征。当负荷增加,如走上坡路、逆风行走、饱餐后或天气变冷时,心绞痛常被诱发,含服硝酸酯类药物常可在 1~3 分钟缓解。

2. 体格检查　稳定型冠心病心绞痛发作时通常无特异性体征。胸痛发作时常见心率增快、血压升高、表情焦虑、皮肤冷或出汗,有可能出现一过性第三、第四心音,以及二尖瓣关闭不全体征。

三、诊断与鉴别诊断

(一) 诊断

1. 稳定型冠心病主要依据临床症状、冠心病危险因素和心电图作出诊断。

2. 心电图检查　有典型症状或可疑临床表现时,特征性心电图表现为 ST-T 发生明显改变,发作后恢复至发作前水平。

(二) 鉴别诊断

稳定型冠心病需与急性冠脉综合征、非冠心病的心脏性疾病,以及消化系统疾病、胸壁疾病、肺部疾病、精神疾病导致的躯体化症状等进行鉴别。

四、治疗与转诊

(一) 一般治疗

对于稳定型冠心病患者,应避免各种诱发因素,如避免进食过饱(尤其是饱餐后运动)、戒烟、限酒、避免过度劳累、避免感染;避免输液量过多或输液速度过快;积极控制冠心病危险因素。

（二）　药物治疗

稳定型冠心病的药物治疗目标是缓解心绞痛症状和预防心血管事件。

1. 缓解症状、改善缺血的药物　目前缓解症状及改善缺血的药物主要包括3类,即硝酸酯类药物、β受体阻滞剂和钙通道阻滞剂。

2. 改善预后的药物　主要包括抗血小板药、他汀类等降胆固醇药物、血管紧张素转化酶抑制剂（ACEI）或血管紧张素Ⅱ受体阻滞剂（ARB）。

（三）　转诊指征

1. 稳定型心绞痛病情变化发生急性心肌梗死。转诊时需注意患者生命体征变化,无禁忌证者立即嚼服肠溶阿司匹林300mg及氯吡格雷300mg或替格瑞洛180mg,并建立静脉通道。

2. 稳定型冠心病转变为不稳定型心绞痛。

3. 需进行特殊检查评估,如冠状动脉造影、心脏磁共振、心脏负荷试验等。

4. 冠心病危险因素控制不理想。

五、基层管理

1. 管理对象　慢性稳定型心绞痛患者以及二级预防患者。

2. 管理内容　非药物治疗、全程生活方式干预以及危险因素控制,合理适当心脏康复。

3. 随访内容及频率　监测症状、血压、生活方式调整情况、必要的辅助检查,以及服药依从性、药物不良反应等。基层随访每月1次,病情稳定者专科随访3个月1次,病情不稳定者随诊。

【思考题】

1. 稳定型冠心病临床表现有哪些?

2. 稳定型冠心病出现哪些情况时需要紧急转诊?

（宫　玉）

第五节　慢性阻塞性肺疾病

慢性阻塞性肺疾病（chronic obstructive pulmonary disease,COPD）,简称慢阻肺,是一种严重危害人类健康的常见病和多发病,严重影响患者的生命质量,病死率较高,给患者及其家庭以及社会带来沉重的经济负担。

一、概述

慢阻肺是一种具有气流受限特征的可以预防和治疗的疾病,气流受限呈进行性发展,与气道和肺脏对吸入烟草烟雾等有害气体或颗粒的慢性炎症反应增强有关。慢阻肺主要累及肺脏,也可引起全身(肺外)的不良效应。慢阻肺分期可分为稳定期和急性加重期。急性加重和合并症对个体患者整体疾病的严重程度产生影响,慢性气流受限由小气道疾病(阻塞性支气管炎)和肺实质破坏(肺气肿)共同引起,二者在不同患者所占比例不同。

慢性支气管炎是指在除外慢性咳嗽的其他已知病因后,患者每年咳嗽、咳痰 3 个月以上,并连续 2 年以上者。肺气肿则是指肺部终末细支气管远端气腔出现异常持久的扩张,并伴有肺泡壁和细支气管破坏而无明显的肺纤维化。当慢性支气管炎和肺气肿患者的肺功能检查出现持续气流受限时,则可诊断为慢阻肺;如患者仅有慢性支气管炎和/或肺气肿,而无持续气流受限,则不能诊断为慢阻肺。慢阻肺急性加重期患者表现为咳嗽、咳痰、气短和/或喘息的呼吸道症状加重,超过日常变异水平,需要改变治疗方案;稳定期表现为呼吸道症状稳定或症状轻微,病情基本恢复到急性加重前的状态。

二、临床表现

1. 症状　多于中年发病,好发于秋冬寒冷季节。症状为慢性咳嗽、咳痰,痰为白色泡沫或黏液性,合并感染时痰量增多,转为脓痰。典型症状为气促或呼吸困难,早期仅于剧烈活动时出现,后逐渐加重。晚期常有体重下降、食欲减退、抑郁和/或焦虑等。后期出现低氧血症和/或高碳酸血症,可并发慢性肺源性心脏病和右心衰竭。

2. 体征　早期体征可不明显,随着疾病发展可出现桶状胸,呼吸浅快,双侧语颤减弱,双肺叩诊过清音,心浊音界缩小,听诊呼吸音减弱,呼气期延长,可闻及湿啰音和/或干啰音,心音遥远,合并肺动脉高压时肺动脉瓣第二音(P_2)较主动脉瓣第二音(A_2)强(即 $P_2 > A_2$)。低氧血症者可出现黏膜和皮肤发绀,伴有右心衰竭者可见下肢水肿和肝脏增大。

三、诊断与鉴别诊断

1. 诊断　慢阻肺的诊断应根据临床表现、危险因素接触史、体征及实验室检查等资料,综合分析确定。典型慢阻肺的诊断:呼吸困难、慢性咳嗽或咳痰;有危险因素暴露史;肺功能检查吸入支气管扩张剂后一秒率(FEV_1/FVC)<0.7,提示气流受限,且除外其他疾病。

基层全科医生可使用图 9-5-1 的流程和标准进行诊断。

2. 鉴别诊断　慢阻肺应与支气管哮喘、支气管扩张症、充血性心力衰竭、肺结核和弥漫性泛细支气管炎等相鉴别,尤其要注意与哮喘进行鉴别。

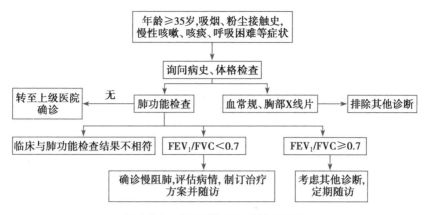

图 9-5-1 基层医院慢阻肺诊断流程

FEV₁. 第 1 秒用力呼气容积；FVC.用力肺活量；FEV₁/FVC. 一秒率。

四、治疗与转诊

（一）常用治疗药物

慢阻肺常用药物包括支气管扩张剂、糖皮质激素、磷酸二酯酶-4 抑制剂以及其他药物（祛痰药、抗氧化剂等）。

1. 支气管扩张剂 ①β₂ 受体激动剂：分为短效 β₂ 受体激动剂（SABA）和长效 β₂ 受体激动剂（LABA）；沙丁胺醇为短效定量雾化吸入剂，每次剂量 $100\sim200\mu g$（每喷 $100\mu g$），24 小时内不超过 8 喷；福莫特罗为长效定量吸入剂，常用剂量为每次 $4.5\sim9\mu g$，每日 2 次。②抗胆碱药：主要品种有异丙托溴铵气雾剂，为短效抗胆碱能药（SAMA），$40\sim80\mu g$（每喷 $20\mu g$），每日 $3\sim4$ 次；噻托溴铵是长效抗胆碱能药（LAMA），干粉剂为每次 $18\mu g$（每吸 $18\mu g$），每日 1 次，喷雾剂为 $5\mu g$（每吸 $2.5\mu g$），每日 1 次。③茶碱。④联合支气管扩张剂：例如 SABA 和 SAMA 联用、LABA 和 LAMA 联合使用，优于单药治疗。

2. 抗炎药物 糖皮质激素、磷酸二酯酶-4 抑制剂。

3. 其他药物 祛痰药、抗氧化剂。

（二）稳定期治疗

1. 非药物治疗 戒烟，运动或肺康复训练，接种流感疫苗与肺炎疫苗。长期家庭氧疗，如有呼吸衰竭建议长期低流量吸氧，每日超过 15 小时。

2. 药物治疗 优先选择吸入药物，坚持长期规律治疗和个体化治疗。

（三）急性加重期治疗

慢阻肺急性加重早期、病情较轻的患者可以在基层医疗卫生机构治疗，一旦初始治疗效果不佳，须及时转送二级及以上医院诊治。具体流程如下：

1. 评估症状的严重程度、胸部 X 线片。

2. 监测动脉血气或血氧饱和度,决定是否需要氧疗。

3. 支气管扩张剂治疗。

4. 考虑雾化或口服糖皮质激素(如泼尼松 30～40mg,每日 1 次,5～7 日)治疗。

5. 抗菌药物应用。

(四) 转诊指征

1. **紧急转诊** 当慢阻肺患者出现中、重度急性加重,经过紧急处理后症状无明显缓解,需要住院或行机械通气治疗,应考虑紧急转诊。

2. **普通转诊** 初次筛查疑诊,随访期间症状控制不满意,出现药物不良反应,或其他不能耐受治疗或合并症等情况,需要改变治疗方案。

五、基层管理

1. **健康教育** 教育与督促患者戒烟,使患者了解慢阻肺的临床知识,指导正确使用吸入装置,学会自我控制病情的技巧,如腹式呼吸及缩唇呼吸训练等,了解赴医院就诊的时机,达到早发现、早诊断、早治疗的目的。

2. **随访与评估** 一旦确诊,即纳入慢阻肺患者分级管理,定期对患者进行随访与评估。建议对重度以上慢阻肺(FEV_1 占预计值百分比 <50%)患者每 6 个月检查 1 次,对轻度/中度慢阻肺(FEV_1 占预计值百分比 ≥50%)患者每年检查 1 次。

【思考题】

1. 如何进行慢性阻塞性肺疾病稳定期的症状评估?

2. 慢性阻塞性肺疾病的随访管理包括哪些内容?

(宫 玉)

第六节 恶 性 肿 瘤

随着我国社会经济发展、生活方式改变、人口老龄化,人群疾病谱和死亡谱发生了显著变化,慢性非传染病已经成为导致死亡的主要原因。其中,恶性肿瘤是主要死亡原因之一。我国恶性肿瘤负担日益加重,癌症防控形势严峻,制约社会经济发展,肿瘤性疾病的预防、筛查和管理是基层全科医生的重要任务。

一、概述

肿瘤(tumor)是指人体器官组织的细胞,在外来和内在有害因素的长期作用下,所产生的一种以细胞过度增殖为主要特点的新生物,分为良性肿瘤(benign tumor)、恶性肿瘤(malignant tumor)以及介于良性和恶性之间的交界性肿瘤(borderline tumor)。恶性肿瘤一旦形成,便不受机体控制而自主生长,对邻近正常组织造成侵犯,并可经淋巴或血液循环途径转移至全身,直至引起患者死亡。流行病学调查及其他许多研究资料表明,恶性肿瘤的发生与人们的不良行为和生活习惯密切相关,一般认为膳食、吸烟、感染、饮酒和内分泌失调可能是最重要的致病原因。WHO癌症专家咨询委员会的报告称1/3的恶性肿瘤是可预防的。

二、临床表现

1. 常见症状　包括以下5种类型。①出血:肺癌表现为痰中带血或大咯血;消化道肿瘤可出现黑便及呕血,也可出现失血性贫血。②穿孔:肺癌可引起气胸;胃癌可致胃穿孔;胃癌侵犯横结肠时,形成胃-横结肠瘘等。③疼痛:肿瘤破溃感染、转移或侵犯累及神经,可以引起疼痛。④梗阻:消化道恶性肿瘤腔内生长型可引起梗阻性表现,呼吸道恶性肿瘤可引起气道梗阻等。⑤类癌综合征:如肾上腺嗜铬细胞瘤可导致高血压;肺癌可导致库欣综合征及抗利尿激素分泌失调综合征等。

2. 体征　可出现淋巴、血行和种植转移相关表现,如乳腺癌的腋窝淋巴结肿大、肺癌的骨转移和脑转移、胃肠道肿瘤的肝转移等,晚期肿瘤患者常出现全身衰竭的恶病质状态。

三、诊断与鉴别诊断

恶性肿瘤的诊断主要由专科医生完成,这有赖于全面的病史采集和体格检查,同时配合必要的辅助检查,发现恶性肿瘤的早期征象。

1. 病史采集　包括年龄、病程、既往慢性病史、家族史或遗传史、个人的不良生活方式,如胃癌、结肠癌、食管癌和乳腺癌等有家族聚集倾向,慢性乙型肝炎病毒携带与肝癌相关等。

2. 体格检查　包括全身一般情况、精神心理状况和全身浅表淋巴结是否肿大等,以及详细的局部体格检查,如肿块部位、大小、性质等。

3. 辅助检查　包括血尿便常规和便潜血等常规检查、肿瘤标志物检查,如甲胎蛋白(AFP)>400μg/L,有助于原发性肝癌的诊断;影像学检查包括超声检查、X线检查(如胸部X线片、乳腺X线摄片);造影检查、CT、MRI和PET/CT等有机结合;内镜检查;病理学检查是确诊肿瘤的"金标准"。

四、治疗与转诊

1. **恶性肿瘤的治疗**　无论是手术治疗、放射治疗、化学治疗、生物治疗以及中药治疗,均需要由专科医生实施,但全科医疗服务在恶性肿瘤管理中同样具有极大的重要性。全科医生的作用可以充分体现在肿瘤的预防、治疗全过程中。对恶性肿瘤患者,即使是肿瘤已获得早期诊断,甚至是手术治疗成功,其身体和心理仍需进行康复治疗,需要防止复发和转移。此类患者,在一定程度上可能需要基层医护陪伴,以减轻痛苦,在有限时间内获得尽可能好的生活质量。

2. **转诊**　在对恶性肿瘤患者的管理过程中,如出现以下问题需要转诊至二级及以上医院:①初次筛查疑诊恶性肿瘤的患者;②随访期间发现恶性肿瘤患者症状控制不满意,或其他不能耐受治疗的情况;③随访期间出现恶性肿瘤急性并发症,如大咯血、呕血、呼吸困难、疼痛突然加剧、发热等;④医生判断患者出现需上级医院处理等其他情况。

五、基层管理

全科医生在恶性肿瘤管理中的基础管理服务内容包括以下内容:

(一)　恶性肿瘤的一级预防

1. **社区健康教育**　以下9条可作为针对个体健康教育的重要内容:①严格控制体重;②不吃霉变食物;③少吃熏制、腌制、烤制、油炸和过热食物;④洗净果蔬;⑤不酗酒、不吸烟;⑥不长期服用可致癌的药物;⑦不使用有毒塑料袋;⑧日晒不宜过度;⑨不要熬夜。

2. **免疫接种**　某些恶性肿瘤与病毒、细菌等感染有关,可通过接种相应疫苗,使个体建立免疫力,预防感染,从而预防恶性肿瘤的发生。例如,通过接种乙型肝炎疫苗,防止或减少乙型肝炎病毒感染,从而降低肝癌发病率;宫颈癌可通过接种人乳头瘤病毒疫苗,降低宫颈癌的发病率。

(二)　恶性肿瘤的二级预防

恶性肿瘤的二级预防通常是指肿瘤的早发现、早诊断、早治疗。全科医生是居民健康的监护人,是患者的首诊医生,有早期发现肿瘤患者的责任和独特优势,能利用全科医疗的条件做好"早发现"工作。

(三)　恶性肿瘤的三级预防

肿瘤的治疗如放射治疗、化学治疗等,大多有一定的副作用,全科医生应及时了解患者情况,协助专科医生给予相应的对症处理。

对于晚期恶性肿瘤患者,全科医生要做到全程生命关怀,既要给予一定的药物治疗,又要进行心理疏导以及提供各方面的支持与帮助。应用各种策略,包括家庭协助、简化治疗方法等,保证患者对药物治疗的依从性;应用合适的非药物治疗缓解症状,如中医的针灸、按摩等;协助其他专科医生,参与对晚期肿瘤患者的姑息治疗。

【思考题】

1. 恶性肿瘤的临床表现是什么?
2. 恶性肿瘤在基层如何管理?

(陈　丽)

第十章 临床基本技能

第一节 体格检查操作规范

体格检查是临床医生的基本功,也是医生运用自己的感官(眼、耳、鼻、手)或借助诊断工具(听诊器、叩诊锤等)来了解患者身体状况的最基本的检查方法。检查者要仪表端庄,态度和蔼,检查过程中要有较强的爱伤观念,取得患者的理解和配合。检查器械包括棉签、直尺、手电筒、压舌板、体温计、叩诊锤、视力表、血压计、检查针、听诊器等。

一、检查流程

1. 以卧位患者为例 一般情况和生命体征→头颈部→前、侧胸部(心、肺)→(坐位)背部(包括肺、脊柱、肾区、骶部)→(卧位)腹部→上肢、下肢、神经系统→肛门、直肠→外生殖器→(最后站立位)共济运动、步态与腰椎运动。

2. 以坐位患者为例 一般情况和生命体征→头颈部→背部(包括肺、脊柱、肾区、骶部)→(卧位)前胸部、侧胸部(心、肺)→腹部→上肢、下肢、神经系统→肛门直肠→外生殖器→(最后站立位)共济运动、步态与腰椎运动。

为了方便患者,检查某些器官系统,如神经系统、皮肤淋巴结,采取分段检查,统一记录。

二、体格检查准备

在体格检查前,医生应准备和清点器械;向检查对象自我介绍并交代体格检查的目的及要求。

三、体格检查

观察性别、年龄(询问和观察)、发育、体型、营养、意识、语态、面容与表情、体位、姿势、步态和皮肤等一般状态。手消毒后进行体温、脉搏、呼吸频率、血压等体格检查。

(一) 头、颈部检查

1. 头颅视、触诊 应注意头颅大小、外形变化、有无异常运动等,用双手分开头发,观察头皮,触诊头颅有无压痛、包块等。

2. 颜面视、触诊 视诊颜面双眼(含角膜、瞳孔)和眉毛；分别检查左、右眼近视力，将近视力表放在眼前33cm处，能看清"1.0行"视标者为正常视力。请受检者向上看，检查下睑结膜、球结膜和巩膜；翻转上睑，请受检者向下看，检查上睑结膜、球结膜及巩膜。检查面神经运动功能：请受检者皱额和闭眼。检查眼球运动功能：放置目标物于受检者眼前约40cm，请受检者保持头部固定，一般先查左眼，后查右眼，眼球随目标方向移动，检查顺序按左、左上、左下、右、右上、右下6个方向进行，观察被检查者眼球运动情况；检查每个方向时，都要从中位开始（即两眼平视前方）(图10-1-1)。检查瞳孔直接对光反射和瞳孔间接对光反射。

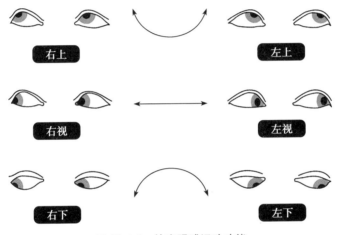

右上　　　　　　　　　　　　左上

右视　　　　　　　　　　　　左视

右下　　　　　　　　　　　　左下

图 10-1-1 检查眼球运动功能

3. 耳及耳后区视、触诊 视诊双侧外耳及耳后区，用手将耳郭向后向上牵拉，观察外耳道。触诊双侧外耳及耳后区。触诊颞颌关节及其运动：请受检者张口、闭口检查关节运动。请受检者掩耳、闭目，分别检查双耳听力（手指打弹响）。

4. 外鼻视、触诊 观察外鼻及鼻翼扇动情况。触诊外鼻：观察鼻前庭、鼻中隔（将鼻尖轻轻上推，用手电筒照射观察）；分别检查左右鼻道通气状况。检查上颌窦、额窦有无压痛、叩击痛（注意双侧比较）。检查筛窦有无压痛。

5. 口腔检查 观察口唇、牙齿、腭、舌质和舌苔；用压舌板检查颊黏膜、牙齿、牙龈、口底。检查口咽部及扁桃体：请受检者张大口并发"啊"音，用压舌板在舌的后1/3与2/3交界处迅速下压。检查舌下神经：请受检者伸舌；检查面神经运动功能时需露齿，鼓腮或吹口哨；检查三叉神经运动支时触双侧咬肌，检查双侧咬肌收缩力；检查三叉神经感觉支时检查上、中、下三支（双侧、对称）。

6. 颈椎检查 解开衣领，暴露颈部，观察颈部外形和皮肤、颈静脉充盈和颈动脉搏动情况。颈椎活动检查：检查颈椎屈曲及左右活动情况。检查副神经运动功能：请受检者耸肩、转头（对抗头部旋转）。淋巴结检查：触诊顺序耳前、耳后、枕后、下颌、颏下、颈前、颈后、锁骨上淋巴结。触诊甲状腺峡、甲状腺侧叶；分别触诊双侧颈动脉；触诊气管位置；听诊颈部血管杂音。

（二）　胸部检查

胸部视诊：暴露前胸，观察外形、对称性、皮肤、呼吸运动、乳房等。

胸部触诊：乳房触诊时，触诊乳房四个象限，右手顺时针触诊左侧乳房，左手逆时针触诊右侧乳房。分别触诊腋窝淋巴结群。触诊胸壁弹性、有无压痛，检查双侧呼吸活动度，有无胸膜摩擦感；检查双侧触觉语颤：受检者重复发"yi"音，用手掌小鱼际自上而下双侧对比触觉语颤。

胸部叩诊：叩诊双侧前胸和侧胸，先左后右，自上而下，叩诊肺上界、下界（锁骨中线、腋前线）。

胸部听诊：听诊双侧肺呼吸音，每个点至少听1~2个呼吸周期，注意左右对比。

心脏视诊：取切线方向观察心尖区、心尖区搏动，观察其他心前区有无隆起和异常搏动。

心脏触诊：以两步法（手掌、手指）触诊心尖搏动范围、位置及搏动强度；用手掌触诊其他心前区，包括胸骨左缘3、4肋间搏动、剑突下搏动、心底部搏动，注意有无异常搏动、震颤、心包摩擦感。

心脏叩诊：用间接叩诊法叩心脏相对浊音界。先叩左界，从心尖搏动外侧2~3cm开始，由外向内，依次上移，直至第2肋间，分别作标记；叩右界时，先叩出肝上界，在肝上界上一肋间开始，由外向内，依次上移，直至第2肋间，分别作标记；用直尺测量前正中线至各标记点的垂直距离，再测量左锁骨中线至前正中线的距离。

心脏听诊（图10-1-2）：听诊顺序为二尖瓣区→肺动脉瓣区→主动脉瓣区→主动脉瓣第二听诊区→三尖瓣区。听诊二尖瓣区（频率、节律、心音、额外心音、

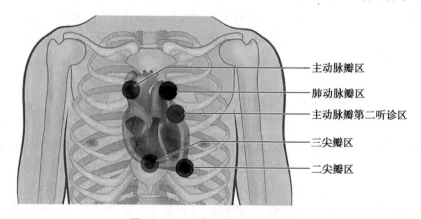

主动脉瓣区
肺动脉瓣区
主动脉瓣第二听诊区
三尖瓣区
二尖瓣区

图10-1-2　心音听诊部位示意图

杂音、摩擦音);听诊肺动脉瓣区(心音、额外心音、杂音、摩擦音);听诊主动脉瓣区(心音、额外心音、杂音、摩擦音);听诊主动脉瓣第二听诊区(心音、额外心音、杂音、摩擦音);听诊三尖瓣区(心音、额外心音、杂音、摩擦音)。

（三） **背部检查**

背部视诊:请受检者取坐位,充分暴露背部,观察脊柱、胸廓外形及呼吸运动。

背部触诊:检查胸廓活动度及对称性;检查有无胸膜摩擦感;检查双侧触觉语颤。

背部叩诊:叩诊双侧肺尖;请受检者双上肢交叉,叩诊双侧后胸部,检查顺序、方法同前胸。叩诊双侧肺下界(平静呼吸,肩胛线由清音叩至出现浊音时)。叩诊双侧肺下界移动度:先叩出平静呼吸状态时的肩胛线肺下界,下方叩诊板指固定不动,用笔在该处作一标记。让患者深吸气,屏住呼吸片刻,迅速向下由清音区叩至浊音区,在此处作标记,即为肩胛线上肺下界的最低点;再嘱患者作深呼气,屏住呼吸片刻,重新由上向下叩出已上升的肺下界,作标记,即为肩胛线上肺下界的最高点,测量深吸气至深呼气两个标记之间的距离,即为肺下界移动度。

背部听诊:听诊双侧后胸部,注意左右对比,有无异常呼吸音、啰音;听诊有无胸膜摩擦音;检查双侧语音共振。

脊柱触诊:触诊脊柱有无畸形、棘突和椎旁肌肉有无压痛;用双拇指按压肋脊点、肋腰点,检查有无压痛。

脊柱叩诊:先用直接叩击法检查脊柱,有无叩击痛,再用间接叩击法检查。

肾脏叩诊:叩击左、右肋脊角,检查有无肾区叩击痛。

（四） **腹部检查**

腹部视诊:正确暴露腹部,请受检者屈膝,双上肢置于躯干两侧。观察腹部外形、对称性、皮肤、脐及腹式呼吸等。

腹部听诊:逆时针方向听诊全腹,听诊肝、脾各区有无摩擦音;在右下腹部听诊肠鸣音,至少1分钟;听诊腹部有无血管杂音;用手指连续冲击上腹部,并听诊有无振水音。

腹部叩诊:逆时针方向叩诊全腹;在右锁骨中线、右腋中线和右肩胛线上,由上向下叩诊肝上界;在右锁骨中线或前正中线上,由上向下叩诊肝下界;检查有无肝脏、脾脏叩击痛,检查有无胆囊区叩击痛。检查移动性浊音:从脐平面脐部开始向左侧叩诊,至浊音区处固定板指不动,右侧卧位后重新叩诊该处,听取音调有无变化;然后向右侧原路径移动叩诊,直达浊音区,固定板指不动,嘱再向左侧翻身取左侧卧位,再次叩诊该处,听取音调有无变化,以核实浊音是否移动。

腹部触诊:从左下腹开始,逆时针方向浅触诊全腹,了解腹肌紧张度,有无压痛、肿块、搏动;再逆时针方向深触诊全腹,了解深部病变及脏器情况,检查有无压痛（双侧季肋点、上输尿管点、中输尿管点，阑尾点）、反跳痛（阑尾点）和腹内肿物等。肝脏触诊：在右锁骨中线上，单手法触诊肝缘，配合呼吸。在右锁骨中线上和前正中线上，双手法触诊肝缘，配合呼吸。测量其与肋缘的距离。检查肝颈静脉回流征；检查胆囊触痛。脾脏触诊：用单手法或双手法触诊脾脏，配合呼吸，从脐移向左肋弓，如未能触及脾脏，嘱受检者取右侧卧位，再触诊脾脏。肾脏触诊：双手法触诊左、右肾脏。检查腹部液波震颤：用手指叩击侧腹壁，检查有无波动感。检查腹部触觉（或痛觉）。

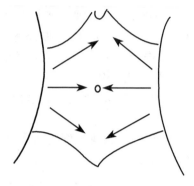

图 10-1-3 检查腹壁反射
正常反应是上、中或下部局部肌肉收缩，反射消失或减弱都属异常反应。

检查腹壁反射，上、中、下三个部位（双侧、对称）（图 10-1-3）。

（五）四肢、神经系统检查

上肢视诊：正确暴露上肢，观察上肢皮肤、关节等，观察双手及指甲。触诊指间关节及掌指关节。检查指关节运动：手指展开、弯曲、握拳、拇指对掌。检查上肢远端肌力。触诊双手腕，检查腕关节运动：背伸、掌屈。触诊双肘尺骨鹰嘴和肱骨髁状突，触诊滑车上淋巴结。检查肘关节运动：屈肘、伸肘；检查屈肘、伸肘的肌力。肩部视诊：暴露肩部，视诊肩部外形。触诊肩关节及其周围，检查肩关节运动，请受检者触及对侧耳。检查上肢触觉（或痛觉），注意双侧对称。检查肱二头肌反射、肱三头肌反射、桡骨膜反射。检查 Hoffman 征：如图 10-1-4 所示。

下肢视诊：正确暴露下肢，观察下肢外形、皮肤、趾甲等。触诊腹股沟有无肿块、疝等；触诊腹股沟区淋巴结横组和纵组；触诊股动脉搏动，必要时听诊。检查髋关节运动：屈曲、内旋、外旋。检查双下肢近端肌力：对抗阻力屈髋。触诊膝关

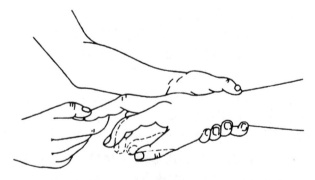

图 10-1-4 检查 Hoffman 征
检查者用左手持患者腕部，然后以右手拇指与示指夹住患者中指并稍向上提，使腕部处于过伸位，以拇指迅速刮弹患者中指甲，引起其余四指掌屈反应为阳性。

节:检查浮髌试验;触诊腘窝淋巴结;检查膝关节屈曲运动、髌阵挛;检查有无凹陷性水肿。触诊踝关节及跟腱;触诊双足背动脉;检查踝关节背屈、跖屈、内翻、外翻运动;检查双足背屈、跖屈肌力。检查屈趾、伸趾运动;检查下肢触觉(或痛觉);检查下肢膝腱反射、跟腱反射和踝阵挛;检查 Babinski 征、Oppenheim 征、Gordon 征、Chaddock 征(图 10-1-5、图 10-1-6)。

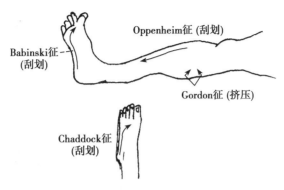

图 10-1-5　检查病理反射

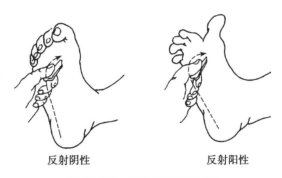

图 10-1-6　检查病理反射结果

　　Babinski 征:用竹签沿患者足底外缘,由后向前至小趾近跟部并转向内侧,阳性反应为踇趾背伸,其余四趾呈扇形展开。

　　Oppenheim 征:检查者弯曲示指及中指,沿患者胫骨前缘用力由上而下刮划,阳性反应同 Babinski 征。

　　Gordon 征:检查者用手挤压腓肠肌,阳性反应同 Babinski 征。

　　Chaddock 征:用竹签沿患者足背外缘从足跟划至足趾,阳性反应同 Babinski 征。

　　Kernig 征:患者仰卧,一侧下肢髋、膝关节屈曲成直角,检查者将患者小腿抬高伸膝。正常人膝关节可伸 135°以上,如伸膝受阻伴有疼痛,则为阳性(图 10-1-7)。

　　Brudzinski 征:患者仰卧,下肢伸直,检查者一手托起患者枕部,另一手按于其胸前,当头部前屈时,双髋与膝关节同时屈曲则为阳性(图 10-1-7)。

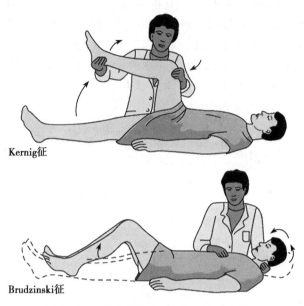

图 10-1-7 检查 Kernig 征、Brudzinski 征

肛门直肠检查(仅必要时):嘱受检者左侧卧位,右腿屈曲;观察肛门、肛周、会阴区;戴上手套,示指涂以润滑剂行直肠指检,观察指套有无分泌物。

外生殖器检查(仅必要时):解释检查的必要性,注意保护隐私;确认膀胱已排空,受检者取仰卧位。男性:视诊阴毛、阴茎、冠状沟、龟头、包皮;视诊尿道外口;视诊阴囊,必要时作提睾反射;触诊双侧睾丸、附睾、精索;女性:视诊阴毛、阴阜、大小阴唇、阴蒂;视诊尿道口及阴道口;触诊阴阜、大小阴唇;触诊尿道旁腺、前庭大腺。

共济运动、步态与腰椎运动检查:请受检者站立,检查指鼻试验(由慢到快,先睁眼、后闭眼重复进行);检查双手快速轮替运动;检查闭目难立征(睁眼,闭眼);观察步态;检查屈腰运动:请受检者主动弯腰;检查伸腰运动:请受检者主动伸腰;检查腰椎侧弯运动:请受检者向左右两侧弯腰;检查腰椎旋转运动:固定髋部,请受检者转向左、右两侧。

检查结束:对患者的配合表示感谢,再次进行手消毒。

(孙彦杰)

第二节 心电图操作规范

心电图(ECG)是利用心电图机从体表记录心脏每一心动周期所产生的电活动变化图形的技术,通过心电图检查能评估被检者的心电活动情况。

一、心电图检查前的准备

（一） 环境准备

1. 注意保护被检查者的隐私,室内温度适宜,配备检查床。

2. 检查心电图机性能是否良好,电量是否充足,外接电缆、导联电缆、探查电极是否完整,心电图记录纸是否充足。

3. 准备好导电膏、棉签或者纱布、酒精。

4. 准备好记录笔、分规、报告单。

（二） 医生准备

1. 检查医务工作者应该按照卫生管理规定要求着装,衣帽整洁合体,操作前应先洗手。

2. 向患者介绍自己及同伴,并核对患者姓名、性别、年龄、住院号、临床诊断、检查目的等信息。

二、心电图检查的操作步骤

1. 连接好心电图机(电源线、导联线、地线)。

2. 打开心电图机的开关,标定走纸速度为 25mm/s,标准电压为 10mm/mV。

3. 协助患者平卧于检查床上,辅助患者充分暴露前胸部及手腕、脚踝,并观察是否存在皮肤破损。

4. 洗手,清洁皮肤,并于放置电极的皮肤上涂抹导电物(清水、导电糊等)。

5. 准确固定常规 12 导联心电图的探查电极,其具体位置如下。①肢体导联:电极应选择双上肢腕关节内侧和双下肢踝关节内侧的上方;RA 代表右上肢,LA 代表左上肢,RL(N)代表右下肢,LL(F)代表左下肢。②胸前导联(图 10-2-1):V_1 导联在胸骨右缘第 4 肋间,V_2 导联在胸骨左缘第 4 肋间,V_4 导联在左锁骨中

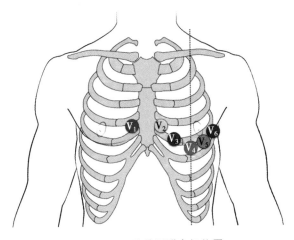

图 10-2-1 胸前导联电极位置

线第 5 肋间，V_3 导联在 V_2 与 V_4 连线的中点，V_5 导联在左腋前线与 V_4 同一水平处，V_6 导联在左腋中线与 V_4 同一水平处。

6. 描记心电图时注意 ①嘱患者不要动，放松；观察病情，注意保暖，保护患者隐私。②观察基线是否稳定，有无交流电干扰或者其他干扰，如有干扰及时排除。③每个导联记录长度不少于 3~4 个完整心动周期。④对需要行 18 导联心电图者，加做导联 V_7、V_8、V_9、V_3R、V_4R、V_5R。⑤对电压过高描记失真的导联，应该选择 5mm 代表 1mV 的标准电压作补充记录。

7. 心电图操作结束后注意事项 ①心电图操作结束后，去除电极，清洁被检者皮肤，观察患者局部皮肤是否完好。②感谢患者配合，辅助患者整理衣物。③心电图记录纸上必须标明患者的姓名、性别、年龄、检查日期和时间、走纸速度及电压，18 导联心电图需要手动标明导联；不能仰卧的患者应该注明体位。④关闭心电图机开关，整理用物为下次使用做好准备，洗手或手消毒。

（刘美玉）

第三节 无菌操作的基本步骤与方法

在人体及周围环境中存在大量的微生物，所以在各项操作过程中，严格规范执行无菌操作，保持无菌物品、无菌区域内清洁，可有效防止病原微生物入侵人体。

一、操作前准备

1. 进行无菌操作前，需要保持操作区域清洁，减少人员走动。

2. 无菌操作者应进行指甲修剪，规范地按照七步洗手法进行洗手。衣帽整洁，戴好帽子和口罩（帽子需将头发全部遮盖，口罩须遮住口鼻），必要时穿无菌衣，戴无菌手套。

二、无菌物品保管

1. 无菌物品和非无菌物品应该分别放置，有独立的标签、存放地点。

2. 无菌物品必须放在无菌容器或者无菌包内，无菌包外需要注明物品的名称、灭菌日期。

3. 定期检查无菌物品保存情况，过期或者受潮都需要重新灭菌。

4. 如为一次性使用无菌包，开包之前需要检查无菌包的密闭性，一次性无菌包是否在有效期内，以及消毒指示卡是否合格。如无菌包并非一次性，使用之前需要检查消毒日期，是否在有效期内，无菌包是否有污染、破损等，打开无菌包后,首先要核实消毒指示卡是否合格。

三、无菌操作过程中保持无菌

1. 操作者需面向无菌区域,手臂保持在腰部以上、肩部以下、双侧腋中线之间的身前区域活动,手臂不能接触其他的区域,双手不可交叉,也不可以跨越无菌区,否则视为污染。操作过程中,如手套破损或者接触有菌区域,应立即更换手套,如发生意外污染,需要立即更换或者重新消毒铺单。

2. 使用无菌钳(镊)取用无菌物品时,已经取出的无菌物品即便未曾使用也不可放回无菌容器内,做到一物一人,即一套无菌物品只能供一个患者使用,防止交叉感染。

3. 无菌操作中,无菌物品疑似污染或者已经污染,应立即更换或者重新灭菌。

(刘美玉)

第四节　临床常见 X 线判读

1895 年,德国科学家伦琴发现了 X 线,次年将之应用于医学领域,随后产生了 X 线学。目前,X 线判读是医生的必修功课之一。

X 线是一种波长很短的电磁波,具有穿透性和摄影效应,这两种特性是 X 线成像的基础。X 线穿过人体不同组织结构时被吸收的程度不同,因此在 X 线片上可以形成不同黑白对比的影像。

X 线检查技术分为普通检查和造影检查。普通 X 线检查又分为 X 线透视和 X 线片两种。X 线透视可以观察患者体内器官动态变化如胃肠蠕动情况,还可以转动患者体位改变观察角度。X 线片可以永久记录被检部位的影像,图像清晰、对比度好。造影检查需要应用造影剂增强对比密度,常用于胃肠及食管造影。

尽管目前 CT 和 MRI 等技术对一些疾病的诊断更具有优越性,但 X 线仍不能被完全取代。在骨关节和胃肠道等部位病变的诊断中,首选仍是 X 线。X 线检查经济、简便,X 线透视下还可以进行动态观察,在临床上应用十分广泛。

一、胸部 X 线片判读

胸部 X 线检查的判读关键是按照以下六个步骤读片,可以保证不会漏掉任何征象。

步骤一:判断气道和肺野。

在高千伏胸部 X 线片上,气管和肺门区的主支气管、叶支气管可以显示,气管在平第 5~6 胸椎平面分为左右主支气管。

肺野是指充满气体的两肺在胸部 X 线片上表现为均匀一致较为透明的区域。为方便指明病变部位,肺野被人为划分为上、中、下野(以第二、四肋骨前端下缘水平线为界)和内、中、外带(单侧肺野纵行三等分),如图 10-4-1 所示。肺野的病变包括渗出、空洞、增殖性病变、纤维化、钙化等。

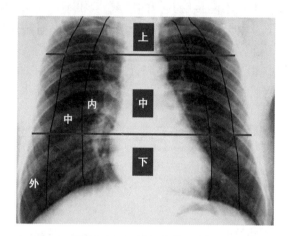

图 10-4-1 肺野、肺带示意图
第一肋骨圈外缘以内的部分称为肺尖区。

步骤二:判断骨和软组织。

观察有无骨折(图 10-4-2)、脱位以及恶性肿瘤引起的溶骨性破坏;重度骨质疏松症可以出现压缩性骨折。观察有无软组织肿胀或者提示气胸的皮下气肿,气胸见图 10-4-3。

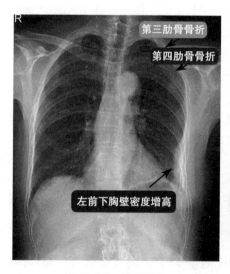

图 10-4-2 肋骨骨折

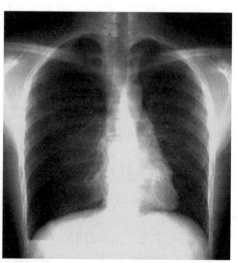

图 10-4-3 右侧气胸

步骤三:判断心脏轮廓和纵隔。

心脏病变时,由于心房和心室的大小变异,心脏失去正常形态,常分为三型:二尖瓣型、主动脉瓣型和普大型(图 10-4-4)。

步骤四:判断膈肌和肋膈角。

胃肠穿孔时可以出现膈下游离气体(图 10-4-5),有时肋膈角变钝是胸腔积液的唯一征象。

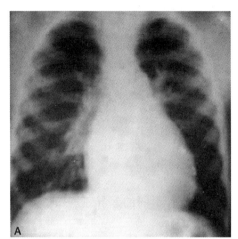
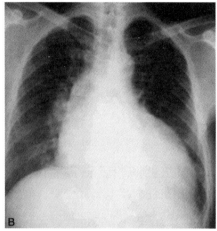
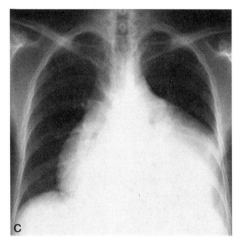

图 10-4-4 心脏病变类型

A.二尖瓣型心脏,呈梨形,主动脉结较小,肺动脉段突出,心左缘下段圆钝,心右缘下端较膨隆;B.主动脉瓣型心脏,呈靴形,主动脉结增宽,肺动脉段内凹,左心缘下段向左下延伸,常见于主动脉瓣病变、高血压心脏病等;C.普大型心脏,心脏向两侧均匀增大,较为对称,常见于全心衰竭、心肌炎等。

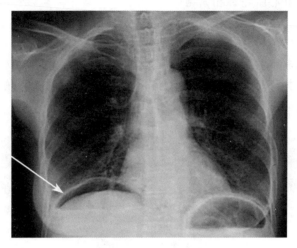

图 10-4-5 胃肠穿孔

箭头所示为膈下新月形透亮气体影,为腹腔内游离气体。

步骤五:判断投照条件。

投照条件和技术非常重要,每张 X 线片均会有不同的差异,读片时应该关注,如图 10-4-6。

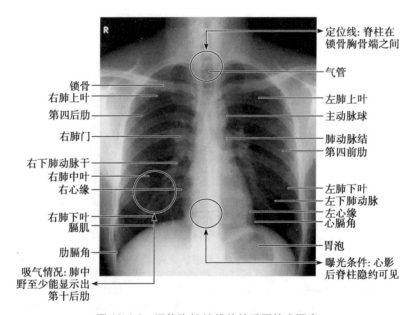

图 10-4-6 评估胸部 X 线片的重要技术要素

步骤六:判断异物、插管和导线(图 10-4-7)。

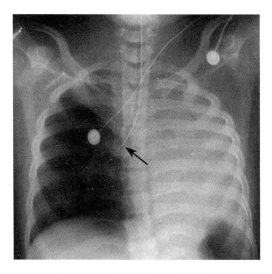

图 10-4-7　气管插管、电极及导线

胸部 X 线片可见导联线及电极片,箭头示气管插管末端进入右主支气管。

二、腹部 X 线片判读

正常情况下,由于腹壁与腹内器官缺乏自然对比,腹部 X 线片所显示的软组织层次较少。当存在急腹症时,腹部的各主要解剖结构因病理改变而发生密度或者形态变化,从而形成不同的异常表现。

1. 气腹(pneumoperitoneum)　当某些病因导致腹腔内积气且随体位变化而游动,该气体则为游离气体,立位腹部 X 线片可见气体上浮至横膈与肝或胃之间,显示为新月形气体影。腹腔内游离气体常见于胃肠穿孔、腹腔术后或者合并感染。

2. 肠梗阻　肠梗阻(intestinal obstruction)是肠内容物运行障碍所致的急腹症,临床较常见,见图 10-4-8。

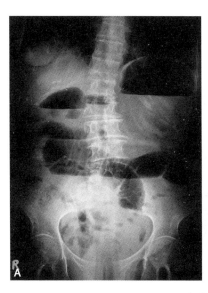
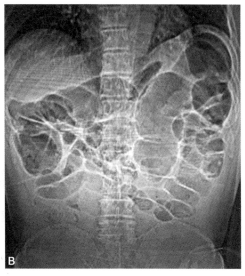

图 10-4-8　单纯小肠梗阻和直肠梗阻

A. 图示单纯性小肠梗阻,梗阻近端肠管扩张胀气,腹腔内可见多个阶梯状气液平面;B. 图示直肠梗阻,梗阻近端可见胀气扩大的结肠,伴有明显的结肠袋且整个结肠均位于腹部周围。

三、骨折基本 X 线判读

严重的骨和软组织创伤时,一般需要进行影像学检查以明确是否存在骨折等。一般骨折以长骨骨折(图 10-4-9、图 10-4-10)和脊椎骨折(图 10-4-11)较为常见。骨断裂后多形成不整齐的断端,X 线上表现为不规则的透明线(骨折线)。

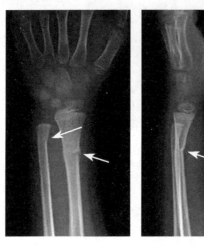

图 10-4-9　上肢长骨骨折
尺、桡骨远端骨折,箭头所示骨折线。

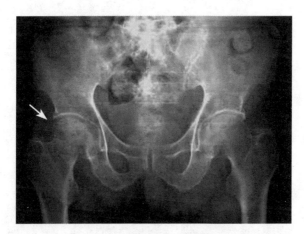

图 10-4-10　下肢长骨骨折
箭头示股骨头下股骨颈骨折,右侧股骨颈缩短,皮质欠光滑,骨松质内可见致密线,多见于老年人,骨折可发生于股骨头下、中或者基底部,断端常发生错位或者嵌入。

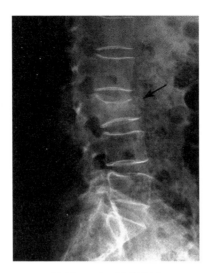

图 10-4-11　脊椎骨折

箭头示椎体压缩性骨折,第 3 腰椎椎体楔形变,前角可见小碎骨。

（刘美玉）

第五节　临床常见超声结果判读

超声检查借助生物医学超声技术、电子技术和计算机技术获取人体器官组织的回声特性,反映解剖学和某些功能信息,为临床提供诊断依据或线索。临床常见疾病的超声结果判读是每一位全科医生必须掌握的基本技能。

一、超声诊断基础

超声诊断的主要原理是利用超声波在生物组织中的传播特性,从超声波与生物组织相互作用后的信息中提取所需的医学信息,从而进行医学诊断。

二、组织、器官超声图像特点

人体不同的组织和器官的病理或生理状态均有其相应的声像图特点。

（一）　正常组织、器官超声图像特点

1. 皮肤(skin)　正常皮肤均呈线状增强回声,厚约 23mm,边界光滑、整齐。

2. 脂肪组织(fatty tissue)　皮下脂肪及体内层状分布的脂肪均呈低水平回声,其内有散在的点状回声。

3. 纤维组织(fibrous tissue)　因为体内纤维组织多与其他组织交错分布,一般回声较强,某些排列均匀的纤维组织回声相对较弱,纤维组织本身的超声衰减现象较为明显。

4. 肌肉组织(muscle tissue) 肌肉组织长轴切面显示为较强的线状或条状回声,相互平行,排列有序,呈羽状或梭形。短轴切面肌肉呈类圆形、双凸透镜形或不规则形,肌肉中间可见网状、带状分隔及斑点状回声。

5. 血管(blood vessel) 血管纵切面呈无回声管状结构,横切面呈环状,动脉管壁厚而光滑,回声强,搏动明显;静脉管壁薄,回声弱,搏动不明显,血管近端较粗,远端逐渐变细。

6. 骨骼(skeleton) 超声在正常情况下难以完全穿透骨组织,故不易得到完整的骨骼图像。

7. 实质脏器(parenchyma organ) 实质脏器的表面均有一较强的带状回声,为纤维被膜所致。内部的实质为均匀的中低水平回声。

8. 空腔脏器(empty organ) 人体内的空腔脏器在不同的功能状态下通常显示不同的声像图特点。

(二) 异常组织、器官超声图像特点

1. 肝脏 ①脂肪肝:肝径正常或轻中度增大,肝内回声增强致密,透声降低,远场衰减,肝内管道系统显示不清。②肝囊肿:肝内出现单发或多发无回声结构,圆形或椭圆形,壁光滑,侧壁回声失落,后方回声增强,部分可见分隔,出血或感染后回声增强。③肝脓肿:病灶周围界限不清,壁厚,不规整,边缘钙化,内透声性差,或有气体回声。④肝血管瘤:高回声团块,边界清,内部回声呈筛网状。肝血管走向自然,显示清晰。⑤肝硬化:早期形态无明显改变,甚至肝体积增大,肝实质回声增粗增强;中期,肝体积形态改变,肝实质回声增粗增强,开始或已经出现失代偿的表现;晚期即肝硬化失代偿期,肝实质回声粗细不均,呈纤维样改变,出现门静脉高压、充血性脾大、腹水。⑥肝癌:低回声为主的包块,边缘不规整,边界欠清晰,周围见薄的低回声环包绕,肝内管道系统受压弯曲。

2. 胆囊 ①胆结石:胆囊内可见强回声光团,伴有声影,改变体位时,可随重力方向改变而移动(图 10-5-1)。②急性胆囊炎:胆囊增大饱满,囊壁增厚,可见"双边影"。③胆囊癌:表现为胆囊壁局限性或弥漫性不规则增厚,常以颈部、体部增厚明显,胆囊腔不规则狭窄,胆囊僵硬变形。

3. 胰腺 ①急性胰腺炎:胰腺肿大、轮廓不清,为弥漫性或者局限性内部回声,出现均匀的低回声多为水肿性病变;出现分布不均匀高低回声或高回声光斑,多为出血坏死性胰腺炎。急性胰腺炎的间接表现为胰腺周围回声减低、腹水、胸腔积液(图 10-5-2)。②胰腺癌:发生在胰腺的任何部位,可浸润整个胰腺。

4. 肾脏和输尿管 如肾、输尿管结石,可发现其内有圆形强回声光团或弧形强回声伴后方声影。

5. 膀胱 ①膀胱结石:膀胱内出现点状或团块状强回声,其后方伴有声影,结石可以单发或多发,从米粒大小至 3~5cm 不等;膀胱内强回声可随体位改变

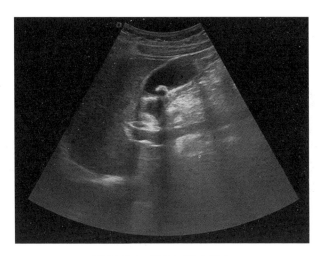

图 10-5-1 胆结石超声图像

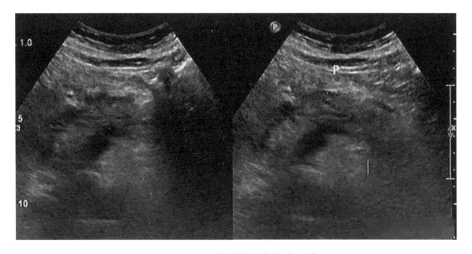

图 10-5-2 急性胰腺炎超声图像

而移动；仰卧时结石常位于膀胱三角区附近，个别结石由于嵌入膀胱黏膜内而无移动性（图 10-5-3）。②急性膀胱炎：膀胱壁回声正常或因水肿表现轻度局限性或弥漫增厚，呈低水平回声。③膀胱结核：早期膀胱结核没有明显的异常，广泛纤维化之后除有上述增厚，后壁或者是其他一些慢性膀胱炎改变之外，有时可以见到钙化形成的斑点状强回声。

6. 心脏 心脏超声是唯一能直观显示瓣膜病变的仪器。正常的超声结果主要是看心脏的各腔室有无异常的增大，对心功能有没有影响。如一般左心室的内径小于 55mm，左心房内径小于 35mm。观察瓣膜有无关闭不全或者狭窄，一般射血分数在 50% 以上。心包积液：正常人心包腔内液体量为 20~30ml。由

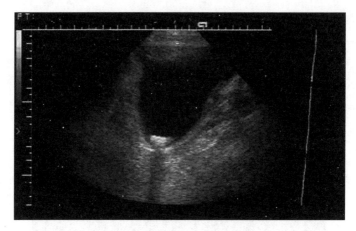

图 10-5-3　膀胱结石超声图像

于结核、风湿、病毒、炎症、肿瘤或外伤等原因引起的心包腔内液体增多,临床上称为心包积液。积液量估算:以左室后壁后方的暗区为准,宽 1cm,积液 800ml;宽 1.7cm,积液为 1 000ml;宽 2.5cm,积液为 1 250ml。

7. 血管　常规超声描述应包括病变的位置、大小、范围、数量(如内-中膜厚度、斑块等)、病变程度(有无狭窄、闭塞及侧支循环情况)及相关信息。

三、超声诊断的局限性

超声诊断的准确性依赖于操作者的技术水平,诊断带有较强的经验性;同时,操作者的工作态度也会影响结论的可靠性,稍有疏忽就会造成漏诊、误诊。因此,超声检查强调扫查的顺序性,按一定的顺序进行扫查可以避免漏诊、误诊。

(孙彦杰)

索 引